動きと意識

西園 孝
NISHIZONO TAKASHI

幻冬舎 MC

動きと意識

目次

I 動きと意識のダイナミクス

人はいつも動いている……8
動きの基本的な考え方……10
ジェスチャー……12
意味のない動きとは……13
動きの分類……15
随意運動と不随意運動……16

半随意運動 …… 19
自動運動 …… 19
筋肉と運動神経 …… 20
脳の領域と機能 …… 23
第一次運動野 …… 31
運動前野の機能 …… 34
背側運動前野と連合形成 …… 35
ミラーニューロン …… 38
道具の強迫的使用 …… 40
行動意図との関係 …… 41
前補足運動野 …… 44
ベルンシュタイン問題 …… 45
内部モデル …… 49
行為の模倣 …… 55

Ⅱ

脳と運動の相互作用

行動選択と意思決定 …… 58
動きの記憶と脳部位 …… 59
行動プラン、プログラム …… 65
車の運転の運動プログラム …… 68
運動イメージ …… 70
スキーマ理論 …… 72
動きにおけるフィードバック制御 …… 78
小脳と内部モデル、フィードフォワード制御 …… 79
動きと意識との関係について …… 89
動きと意識におけるリベットの実験 …… 92
運動準備電位 …… 100
ふだんの動きと行動意図の意識 …… 103

動きはいつ開始されるのか……104
道路への飛び出し……108
相撲競技での動きと意識……110
大脳基底核……112
進化的な動きの歴史……113

おわりに 115
参考文献 117

I

動きと意識のダイナミクス

人はいつも動いている

ふだんの生活の中で、周囲の人々を見渡してみると、ほとんどの人は何らかの動きをしている。誰かと会話をしながら手や頭、上半身を動かしている人、歩きながら頭や手を動かしている人、走っている人、何か食べながら手や頭、口を動かしている人、スマホの画面を見ながら手、指先を動かしている人など、体のいずれかの部分を動かしている。イスに座って動きが止まっていても、しばらくすると動き出して、眠っていたのかなと思われる人もいる。寝ているか、瞑想しているかなどの状況でなければ、全身がピタッと止まっている人を見つけるのは難しい。つまり人はいつも何らかの動きをしているということである。これはあたりまえのことのようだが、考えてみると奥が深い。動くということは、手足の末梢《まっしょう》の機能が関係するだけではない、動くためには中枢つまり脳からの指令がでているということである。風が強いため体が揺れるとか、誰かに押されて体が動かされるとか、何らかの外力で体が動かされるということもあるが、この時も多くの場合は、倒れないように手足、体幹に踏ん張って力を入れるとか、何らかの外力を受けるのと同時に、自分自身でも脳から指令を出して、それに対しての力を発揮している。つまり私たちは常に脳の中の、体の動きに関係した部位を機能させている、脳の中の動きに関係した細胞が活動しているということになる。たとえば数分間でも、手をまったく動かさないでじっとしていると、手の関節が何となく固まったような感じとなり、この関節がかたまるような感じを防止するということからも、いつも手を動かしていることは大切である。もちろん体を動かすこと自体、生活習慣病の予防につながると考えられる。このように動くことはとてもいいことである。

人は一瞬たりとも止まってはいない、常に動き続けているといわれるが、これは静止するという状態が、重力をはじめさまざまな外力との平衡状態をつくりだすことによって達成されるもので、厳密にピタッとは止まれないという意味を含んでいる。

一般に動物は体を動かすことが前提となっているといわれる。その理由として、一つは動きが止まっていると外敵に襲われやすい、じっとしていると捕食者に食べられてしまうというのがある。弱肉強食の動物界で、敵から身を守ることは重要であり、じっとして動かない時間が長いと、そのぶん襲われる危険性が高まる、ちなみに排泄《はいせつ》の際には一時的に動きを止める必要があるが、動物の排便に必要な時間というのが平均して約12～13秒といわれ、ごく短時間であるが、これも捕食者に狙われないための方略と考えられる。

動きの基本的な考え方

次に動きをどのようにとらえたらいいか、動きにはどのようなものがあるのか、などについて考えようと思う。

動き（運動行動）は、「運動」（movement）、「動作」（motion）、「行為」（action）の要素に分けられている[(1)]。ここで「運動行動」とは、運動心理学において顔を洗う、歯をみがく、字を書くなどの日常生活での動きや、走る、ジャンプする、ボールを投げるなど遊びやスポーツでの動きなど、さまざまな身体活動のことをいう[(1)]。「運動」とは、身体各部位が時間とともに位置を変えること、つまり筋肉の収縮に伴う関節の動きのことである。「動作」とは、ある意味を持った動きで、行為をいくつかに分割した要素的な動きの一つのことである。「行為」とは、先ほどの要素的な動作の組み合わせで成り立ち、動きを目的や意図との関連でとらえるもので、目的や意図をもって意味のある動作を行っていき（課題 task の遂行）、結果を確認するものである。また「行為」が社会的な意味や価値を帯びている場合は「行動」(behavior) または「活動」(activity) と呼ぶ。さらに、「行為」によって他者に意味を伝達することを「パフォーマンス」(performance 身体表現) という。たとえばレストランのドリンクバーで飲み物を持ってくるという「行動」であれば、まずテーブルから立ち上がる、ドリンクコーナーまで歩く、コップの入ったかごを引き出す、コップを手に持つ、サーバー器にコップを置く、飲み物のボタンを押す、飲み物がつがれたコップを手に持つ、テーブルまで歩く、この際飲み物がこぼれないようにバランスをとってコップを安定させて持ち運ぶ、という一連の「動作」が次々と行われることによって、ドリンクバーコーナーから飲み物を持ってくるという「行動」となる。この間に、たとえばカゴからコップを取る際、コップに腕を伸ばす、コップに対して手を構える、手指でコップをつかむ、などの個々の「動作」が組み合わさって、カゴからコップを手で取るという「行為」が成り立っている。このように運動行動は、「運動」を基礎に、「動作」がつくられ、各動作の組み合わせによって「行為」が成り立つというように、各要素が階層的に関連している[1]。

ジェスチャー

ここでジェスチャーという行為を考えてみる。ジェスチャーとは、他者に何かを伝えるためにする身振りのことであり「パフォーマンス」といえる。非言語コミュニケーション（nonverbal communication）として、言語コミュニケーション（verbal communication）とともに頻繁に使用されるものだが、このジェスチャーには、意味のあるものと意味のないものとがあるといわれている。意味のあるジェスチャーとは、指で丸くつくってＯＫサインをだすとか、寝ていることを表現するため両手を合わせて耳につけ、頭を横に傾けたり、バンザイで両手を挙げるとか、サヨナラで手を振るとか、おなかがいっぱいですという感じで両手をお腹にあてがうとか、たくさんある。これらは何らかの意味内容を伝えるものである。意味のないジェスチャーとは、たとえば何となく手を耳の近くにもっていったり、あごの下でパーのような指を作ったりなど、見ているものがその動きの意味を理解できないものということである。

意味のない動きとは

ところで日常の場面で、意味のない動きについて考える。他者から見たら意味がない、意味が理解できない行為というのは確かにある。しかし本人にとってそれが本当に意味のない動きなのかどうかはわからないともいえるだろう。本人にとっては何らかの意味があっても、他者にはわからないということもあるだろう。また本人にその動きの意味を聞いたとしても、本人も答えられないということもあるだろう。しかし本人が答えられないとしても、それで意味のない動作であると判断することはできない。本人にとって意味があっても、本人がその意味を説明できない（言語化できない）という場合もあるだろう。

ところでずっと同じ姿勢で座って仕事をしていると、肩や腰などの筋肉がこわばった感じになり、体を動かすことによってほぐされリラックスされることもあるが、この時の体の動かし方は人それぞれであって、もしその動きのごく一部だけを見たとしたら、おそらくその動きの意味はわからないだろう。これは理解できない動きでも、本人にとっては意味があるという場合である。ハワイの伝統的な踊り「ハワイアンフラダンス」において『アロハ』の意味は、愛、思いやり、尊敬する、憐《あわ》れみ、こんにちは、さようならと多岐にわたる。一方、たとえば振付師が考えた振り付けに合わせて歌い踊るアイドル歌手の場合は別である。そのひとつひとつの動きにハワイアンのような言語的な意味があるのか否か、どのように解釈したらいいのか、分からないことのほうが多いと考えられる。むしろこのような場合は、楽曲のリズムに乗った勢いとしての動きという側面が主体なのだろう。もちろん楽曲に合わせたアイドルの動き、パフォーマンスは、見る人に感動を引き起こす。言語的な宣言的な表現はできなくても、見る人にとって、すばらしいとか、きれいだとか、感動を与えることはできる。一般に芸術というのは、言語によらなくても、そのような感覚的な内容、イメージを伝えることができる。またある動きに、無理やり言語的な意味をこじつけることだってできなくはない。つまりある動きに言語的な意味があるとかないとかという視点から、その動きには意味がありませんということはできず、ある動きに意味があるかないかという解釈は、むしろそれを判断する側の立場の考え方に依存しているともいえると思われる。

動きの分類

次に動きの分類であるが、何を基準とするかによっていろいろな分類方法がある。はじめに「反射」という動きについてだが、これは、脊髄反射など、大脳皮質を経由しないで起きる反応性の動きを含む。たとえば膝蓋腱反射は、膝の下をハンマーでたたくと、下腿部が前にポンと上がる、膝関節が伸展する反射である。パラシュート反射は、階段を下りていて、バランスをくずすとパラシュートのように両手を左右にひろげる反応性の動きである。

一般的な動きの分類として、まず力源による分類で、「自動運動」、「他動運動」がある[1]。「自動運動」というのは、自分で動くことをいい、自分で手足や体を動かす場合である。「他動運動」というのは、誰かに動かされて動くもので、誰かが自分の手を持って動かせば、「他動運動」となる。ここで、「自動運動」といった場合、後で述べる、注意や意識をあまり必要としない、自動的な、自動化された運動という意味もあるので、混同しないようにする必要がある。

随意運動と不随意運動

次に動かそうとする意図があるかないかによって、「随意運動」と「不随意運動」がある。ふだん日常的に行われている動きは「随意運動」である。これは、動こうという自分の意志、意図にもとづいて行われる随意的な動きということである。「不随意運動」というのは、いわば病的な状態での動きであり、自分の意志に反して体が勝手に動いてしまうようなことをいう。

「随意運動」について、動きを開始するタイミングというのを考えた場合、まず動作者によってその動きが完全に自由で自発的なタイミングで開始される場合と、何らかの外的な刺激によって動きが開始される場合とがある。自発的なタイミングというのは、そのタイミングが内部情報つまり記憶にもとづいて行われるものを意味するが、かりに動作を開始するタイミングが自由で自発的であったとしても、そのタイミングは動作者によっては心理的にもいろいろ考えられ、何らかの刺激の影響があって、記憶を通じて自発的に開始することもあるだろう。何らかの外部刺激によって動きが誘発され、発現するという場合、動きの内容がその外部刺激に関連していることが多いように思われる。

またあとで述べるが、自由で自発的な動きと、外部刺激によって誘発される動きとでは、脳表で記録される電位変化において違いがあり、自発的な動きでは運動開始の前に運動準備電位という電位が測定されるが、外部刺激による動きではその電位が測定されない。

外部刺激で誘発される動きの中で、反射的な動き（反応性の動き）という素早い動きがある。これには危険の回避という意味があると考えられる。たとえば急にすぐ近くで爆発音のような大きな音がしたとすると、危険性が察知され、そこから遠ざかろうとして、反射的に体が音とは反対の方向に動く、場合により反対側に倒れこむなどの動きが反応性に現れる場合がある。部屋でイスに座っていて、顔のすぐ近くにあるガラス窓を急に外からドンと誰かに思いきりたたかれると、おどろいて反射的に窓とは反対側に倒れそうになる。また無防備な状態で誰かに急に頭をたたかれると、とっさに手を挙げて相手をさえぎろうとし、顔を反対側に向けるなどもある。これらの素早い反応性の（反射的ともいえる）動きは、脊髄反射とはちがい、大脳皮質を経由した反応性の動きである。反応に関係した大脳皮質の領域が少ないほど、反応にかかる時間は短いとも考えられる。顔を何かで刺激され、頚をその刺激から遠ざかるように回転しつつ上肢をその方向に突き出すという動きについては後述する。熱いお湯の入った茶碗にさわって、急に手を引っ込める素早い動きも、大脳皮質を経由する反応性の動きといわれる。

半随意運動

またじっと座っていて、肩が張ったときに肩を動かす、皮膚のかゆいところを掻《か》く、鼻をすするなどの内的な欲求によって行われる動きは、「半随意運動」といわれる。これはほとんど自動的にというか、無意識的に行われているが、随意的に動きをおさえることができる。

自動運動

「自動運動」に関して、自分で動かすという意味のものではなく、動きに意識を必要としない、あまり意識しなくても自動的に動けるという意味での「自動運動」がある。これには咀嚼や嚥下のような動きがあり、また歩行は、歩きはじめは意識したとしても、歩いているうちに、次第に無意識的、自動的となる。これには歩行中枢が関与しているといわれる。一般には「動きの自動化」という現象がある。「動きの自動化」には意識（または注意）の容量の配分が関係する可能性がある。つまり他のことに意識（または注意）が向いていて、そちらに意識の容量がたくさんとられていると、今行っている動きに対しての注意の配分が少なくなり、動きが無意識となると考えられる。ただこの場合、真に100パーセント無意識なのか、たとえば数パーセント程度は意識されている（？）のか、動きが一瞬意識されたとしてもすぐ他の内容に移行するということなのか、意識内容というのは複雑で多彩で時々刻々と変化し、動きとの関係も解釈は難しい。

筋肉と運動神経

筋肉には、骨格筋、平滑筋、心筋があるが、体の動きに関係しているのは骨格筋

［図1］

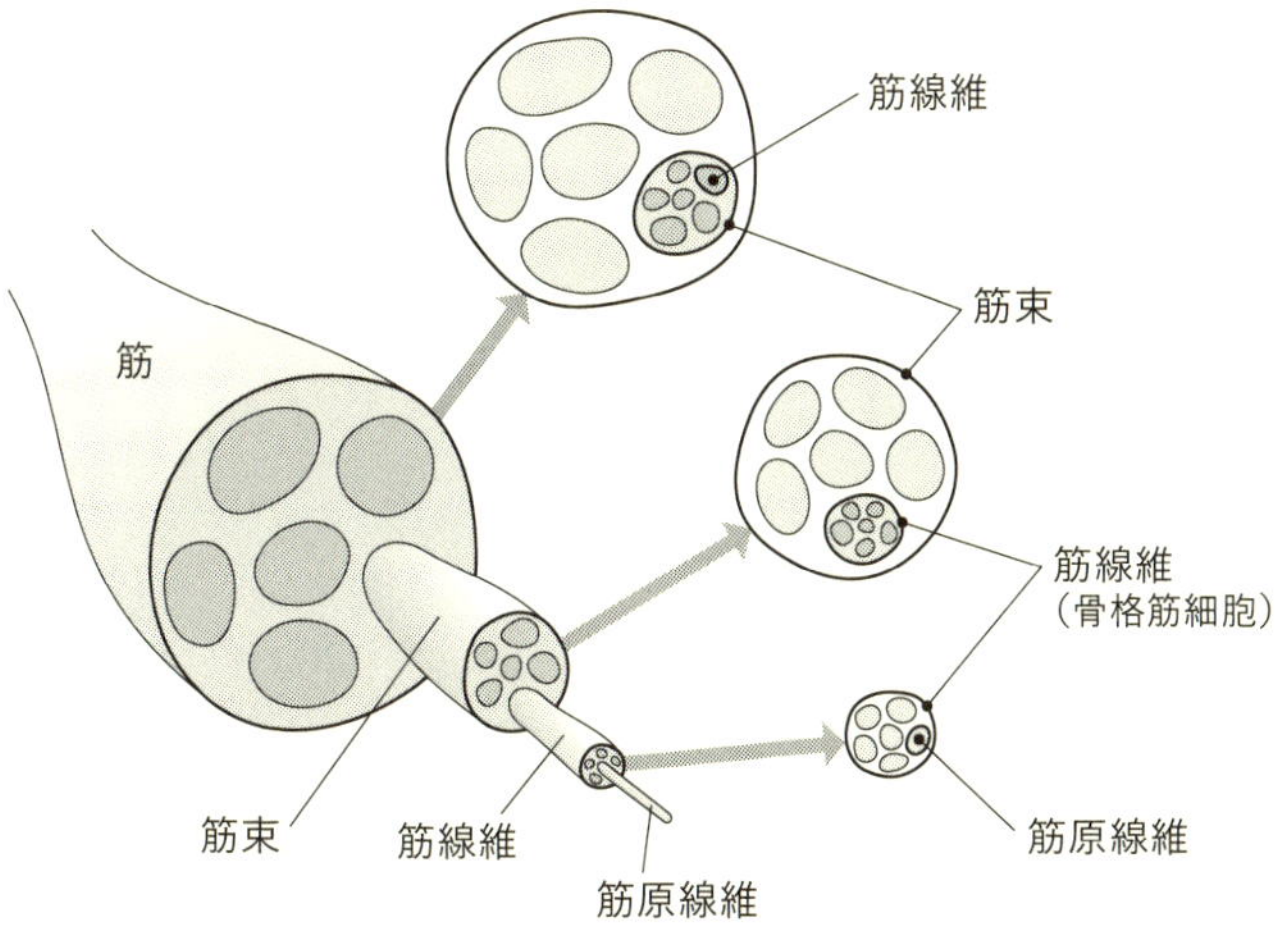

である。
骨格筋は多数の筋線維（骨格筋細胞のこと）が数十本集まって束になり、筋周膜という膜で囲まれて筋束（筋線維束）を形成し、さらにこの筋束が集まって一つの筋を形成している。この筋束の束を包んでいる膜を筋上膜（筋膜）という。また一本の筋線維は、多数の筋原線維からなっている(図1)。
筋原線維は、アクチンフィラメントとミオシンフィラメントという2種類の筋フィラメントが規則的に配列してできている。ミオシン分子には頭部といわれる構造があって、この頭部が首振り運動のように動くことでアクチンが引き込まれ、筋線維の収縮が生じると考えられていたが、新しい知見では首振り運動ではなく、ミオシンフィラメントの頭部の部位がアクチンフィラメントに沿って前後にブラウン運動（熱による運動）していて、ある距離前方に進んだ時点でアクチンと強く結合しブラウン運動が止まり、これに伴い次にアクチンフィラメントを後ろ向きに引っ張る力が発生し、アクチンフィラメントがミオシンフィラメントに引き込まれ、滑り込むことによって筋線維の収縮が生じると考えられている[2]。

筋線維の種類は、収縮が遅い遅筋線維と収縮が速い速筋線維に分けられる。大部分の筋肉では遅筋線維と速筋線維は約50パーセントの比率で分布している。

骨格筋を収縮させるには、中枢神経から動きの指令が脊髄前角の運動ニューロンに伝わり、そこから筋線維に伸びている運動神経を通って筋線維（筋細胞）に向かうが、運動神経と筋線維との接続部を神経筋接合部といって、そこに活動電位が到達するとアセチルコリンが放出され、筋線維膜に活動電位が発生し、筋線維の短縮が起き、筋肉の収縮が生じる。ちなみに一本の運動神経は、骨格筋に到達する直前で分岐し、複数の筋線維に到達する。

一個の運動神経と、それが支配する（活動電位を与える）筋線維（筋細胞）を運動単位といい、一個の運動神経に支配されている筋線維の数を神経支配比という。ある一つの筋肉を収縮させるための脊髄前角細胞の運動神経の集団を筋単位という。通常、筋単位としては、数百の運動神経が所属している。そのうちの一個の運動神経が支配する筋線維の数、つまり神経支配比は、数本から数百、千数百本というように、その数にかなりの幅がある。一般的な傾向として、細い小さい筋の場合は、一個の運動神経が支配する筋線維の数が数本というように少なく、細かい精細な運動に関与し、太く大きい筋の場合は、一個の運動神経が支配する筋線維の数は数百とか千数百本のように多く、より高い張力が必要な粗大な運動に関与する。

脳の領域と機能

脳の領域の大きな区分として、前頭葉、頭頂葉、側頭葉、後頭葉がある（図2）。

［図２］

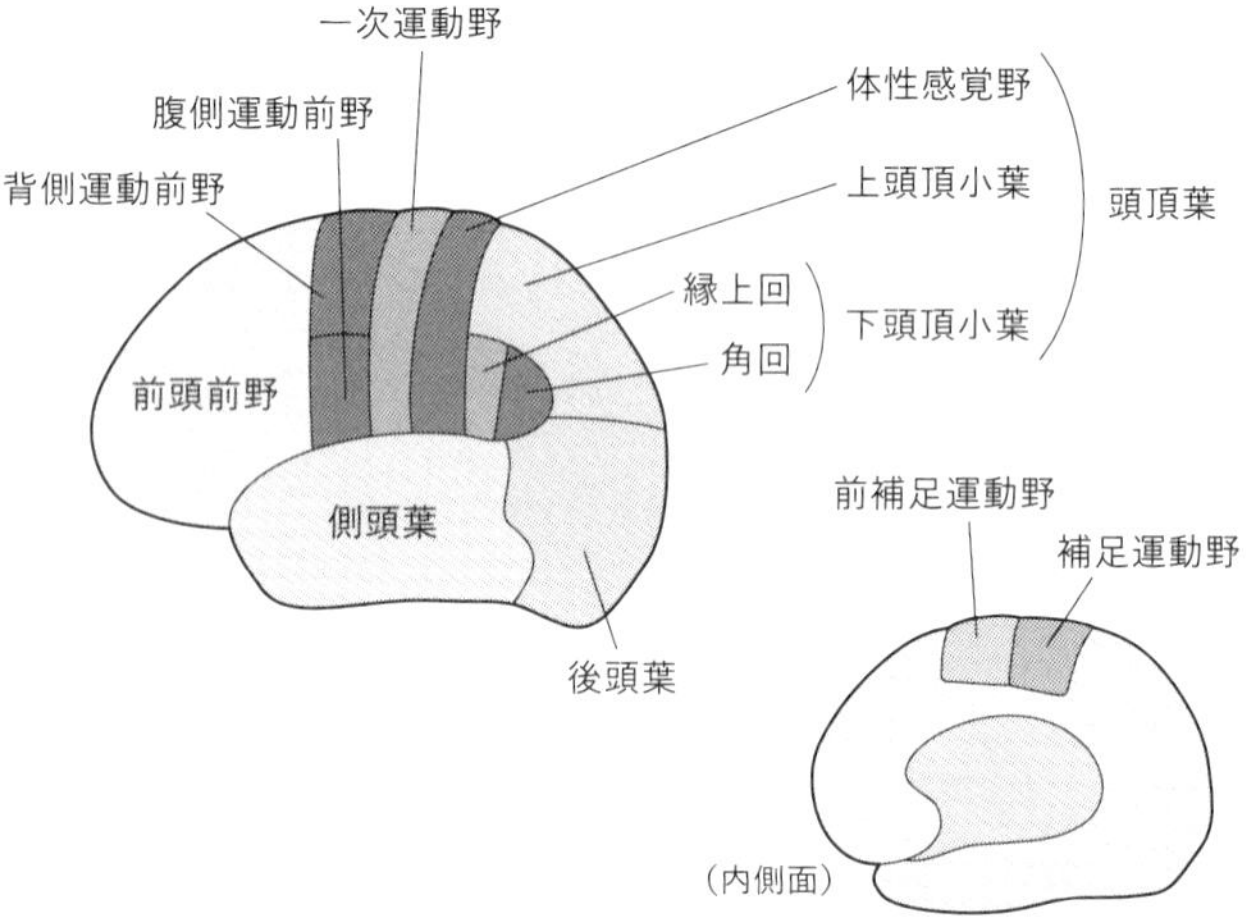

後頭葉には視覚の中枢である視覚野がある。目（網膜）から入った視覚情報は、まず後頭葉の一次視覚野に入る。その後、対象物の視覚情報のうち、それがどこにあるのかという対象物の位置や方向、動きなどの情報は、背側経路を通って頭頂葉に向かって処理される。また、その対象物が何かという、物体の形態や色などの情報は腹側経路を通って側頭葉に送られ、情報処理される。そしてこれらの情報が統合されることによって、対象物の形態、色、位置、動

きなどが認識されることとなる。

頭頂葉は、基本的に感覚の中枢である。前方に第一次感覚野（体性感覚野）、その後方に頭頂連合野がある。頭頂連合野は頭頂間溝によって上頭頂小葉、下頭頂小葉に分けられる。

体性感覚野へ入る感覚としては、まず表在感覚（皮膚の感覚のことで、触覚、圧覚、温覚、冷覚、痛覚など）がある。触覚や圧覚は皮膚にある機械受容器が刺激されて感知される。機械という用語は、受容体が押されたり（圧迫されたり）、引っ張られたり、こすられたりという機械的な刺激に対して反応するという意味で使われる。

次に固有感覚（深部感覚ともいう）がある。固有感覚（深部感覚）には、位置感覚、運動感覚、重量感覚がある。位置感覚とは、四肢や体の各部位の位置や、関節角度などに関する感覚のことで、今自分はこのような体勢、肢位をとっているという、体の全体または各部の位置関係に対する感覚のことをいう。運動感覚とは、関節運動（個々の関節の動きはあまり意識されていないことが多いが、体の動きというのは関節の動きが合わさって生じているのである）の方向や速度の変化に対する感覚、つまり自分は今こう動いているという、関節や体の各部の動きに対する感覚のことをいう。重量感覚とは、力や重さの感覚、努力感覚（重いものを持ち上げようとして力を加えているという感覚）のこととなる。ちなみにこれらの固有感覚（深部感覚）には、顕在的に意識できる感覚（意識型深部感覚）と、顕在的に意識できない感覚（非意識型深部感覚）とがある。意識されるかどうかということについては、意識される内容には容量があるということも関係しているかもしれない。

私たちは日常的に動きのことばかり考えているわけではない。わが身に起こるいろいろなことを考え、そこから導いた内容が意識されている。もし、意識としての容量に余裕があれば、深部感覚を意識することができる状態であっても、他のことがたくさん意識にのぼるだろうし、逆に容量に余裕がなければ、深部感覚が意識されないことになるだろう。また、これらの固有感覚（深部感覚）は、筋、腱、関節に存在する深部受容器によって刺激が感知されて生じるもので、それぞれ、筋紡錘、ゴルジ腱器官、関節受容器という。筋紡錘は骨格筋の内部の錘内筋線維にあり、（筋線維といえば）ふつうは運動に関係した筋肉のことで、これを錘外筋といい、筋紡錘が存在するのは錘内筋といって区別されている。筋紡錘は、筋が引き伸ばされると反応し、筋肉の伸展の状態、引き伸ばされる速度などを感知する。腱器官は腱に存在し、やはり筋によって引っ張られると伸展の張力を感知する。関節受容器は関節の角度などを感知する。

頭頂連合野のうち、上頭頂小葉には、体性感覚野からの情報と、視覚野からの視覚情報が入る。体性感覚（皮膚、関節、筋などからの感覚）情報に基づいて、自己の身体の位置や運動に関する情報を知覚している。これは、身体図式や身体イメージの形成に関係する。また視覚野からは視覚対象の方向や位置の視覚情報が入り、これによって視覚対象と自己の身体との空間的な関係性も認識される。たとえば、見えている机の上の書類を手に取ろうとする場合、自分の身体である手と、対象物である書類との位置関係（距離や方向など）が認識されているので（手の位置は体性感覚情報からだけではなく、見えているので視覚情報としても認識できている）、どのように書類に手を伸ばせばいいのかという手の運動軌道を決定することができる。

このように対象に手を伸ばす行為をリーチング（到達運動）という。このリーチング行為は、何かに手を伸ばして対象を把持する行為につながり、よく行われる基本的な動きである。上頭頂小葉は、体性感覚情報と視覚情報とを統合して、このリーチング動作を可能にしている。もちろん上頭頂小葉は感覚野であって、実際に動作を行うには運動野との連携、とくにリーチングに関しては運動前野との連携が必要である。ちなみに対象物と自己の身体との位置関係や方向などを認識し、リーチングなどの動作にその情報を使う場合、外部の対象物を原点とする空間的な座標軸と、自己の身体を基準とする座標軸とが想定され、それらの相互関係に基づいてリーチング動作などが実行されると考えられている。対象物は外の空間に存在していて、上頭頂小葉は視覚を介して、対象物を原点とする座標軸の空間定位に関係し、対象物が空間内のどこに位置しているのかということを定位するはたらきと、体性感覚を介して自己の身体を基準とする座標軸の空間定位に関係していて、自己の身体や手が存在する自己を中心とした空間内での内部座標を使った位置の情報とを、相互に認識、変換することによって、リーチング動作（物体への到達）を可能にしているということである。空間内における座標軸の認識というのは、左半側空間無視（左側の空間情報を利用できない）という現象で理解できる。これは座標軸を無意識に認識していることを表しているのだろう。

たとえば花瓶の花を見て、それを模写する課題において、絵の全体像を認識はしているのに、それを書く場合には右半分しか模写できないということは、花瓶のある空間では左側も右側も認識できているのに、書くという行為のためにそれを身体中心座標に変換した際には、その左側の情報を動きに利用できなくなるという現象と思われ、外部座標と内部座標の認識、外部座標から内部座標への変換という過程が無意識に行われていることを反映しているものだと思う。

下頭頂小葉は、角回、縁上回を含む。ここは、体性感覚、視覚、聴覚という多感覚を統合する最高中枢であり、これらの感覚の情報変換や、言語や意味の概念化がなされているのだろう。多感覚の統合とは、体性感覚、視覚、聴覚の情報は、それぞれ違う感覚受容器から入り、感知されるが、実際にはそれらの内容は一つの事象であり、それぞれの感覚内容が独立して存在しているわけではないので、これらの感覚が一つに統合されて認識される必要があり、頭頂連合野がこの多感覚統合を行っている中枢という意味となる。また前頭葉のブローカ野（言語中枢）とも連携していて、多感覚統合された内容に対してそれを言語化（いわば概念化、イメージ化ともいえる）する機能もあると考えられる。これは、外部世界（物体）と内部世界（身体）との関係性に対する認識、理解にも関係している。また、動作や行為においては、自分の動きと、それによって実際に引き起こされた感覚とが、一致していなければならない（感覚運動マッチング）。これに関しても下頭頂小葉が機能していると考えられる[1]。また下頭頂小葉は、道具使用、パントマイム、顔の表情の認識、着衣動作などにも関係しているといわれる。また下頭頂小葉を直接電気刺激すると、動こうとする欲求（行動の主体感）が生じることがわかっている[4]。

前頭葉には、前頭前野、一次運動野、前補足運動野、補足運動野、運動前野がある。

前頭前野は思考の中枢であり、ワーキングメモリー（作動記憶）機能もある。さまざまな思考（評価、比較、抽象化、概念の形成、階層化、分類、ラベリングなど）がなされ、動作や行為に関しては、行動計画や行動選択などの意思決定にも関与する。ちなみに、何らかの内容を思い出し（想起）、それについて何らかの内容を考えれば、定義的にワーキングメモリーを使っていることになる。思考することにおいては、多くの場合にワーキングメモリーが使われると思われる。ワーキングメモリー（作動記憶）という用語は、「記憶、メモリー」という意味で分類されているが、考える対象を意識の中で把持しながら、それに対していろいろと思考していくということで、思考システムの一つともとらえられるだろう。

第一次運動野

次に運動野である。第一次運動野は運動指令を生成する。第一次運動野の細胞は、脊髄を通って、体を動かす指令を直接的に筋肉に送っている。第一次運動野のニューロンを、電極を使って電気刺激すると、そのニューロンの支配する領域に対応した体の部分（筋肉）が動く。この運動野の細胞を刺激した際、体のどこの筋肉が動くのか、つまり運動野の神経細胞と体のどこの筋肉が対応しているのかというのを示したのが図3である。このように、運動野の神経の局在と、それによって動く体の筋肉とが対応しているという考えは「身体部位再現説」といって、運動野にあたかもホムンクルス（脳の中の小人）がいて、個々の筋肉を動かしているような印象とたとえられる。これはそれぞれの筋肉に対応したニューロンが運動野にあり、あたかも運動野にそれぞれの筋肉が再現されているような状態という意味で「筋再現説」ともいわれ、運動野のニューロンと筋肉とが1対1の関係になっているという内容となる。これによると手の領域や言語に関連する唇と舌の領域が広く、その面積は動きの巧緻度に比例していて、複雑で細やかな動きを必要とする領域には、それに対応して多くの関連したニューロンがあるということと考えられる。しかしこの「筋再現説」はその後否定され、「運動再現説」が登場した。これは、運動野には、運動神経に対して筋肉そのものが1対1に対応しているのではなく、筋肉の動き、とくに複数の筋肉の運動パターンの組み合わせが再現されているというものである。

［図3］

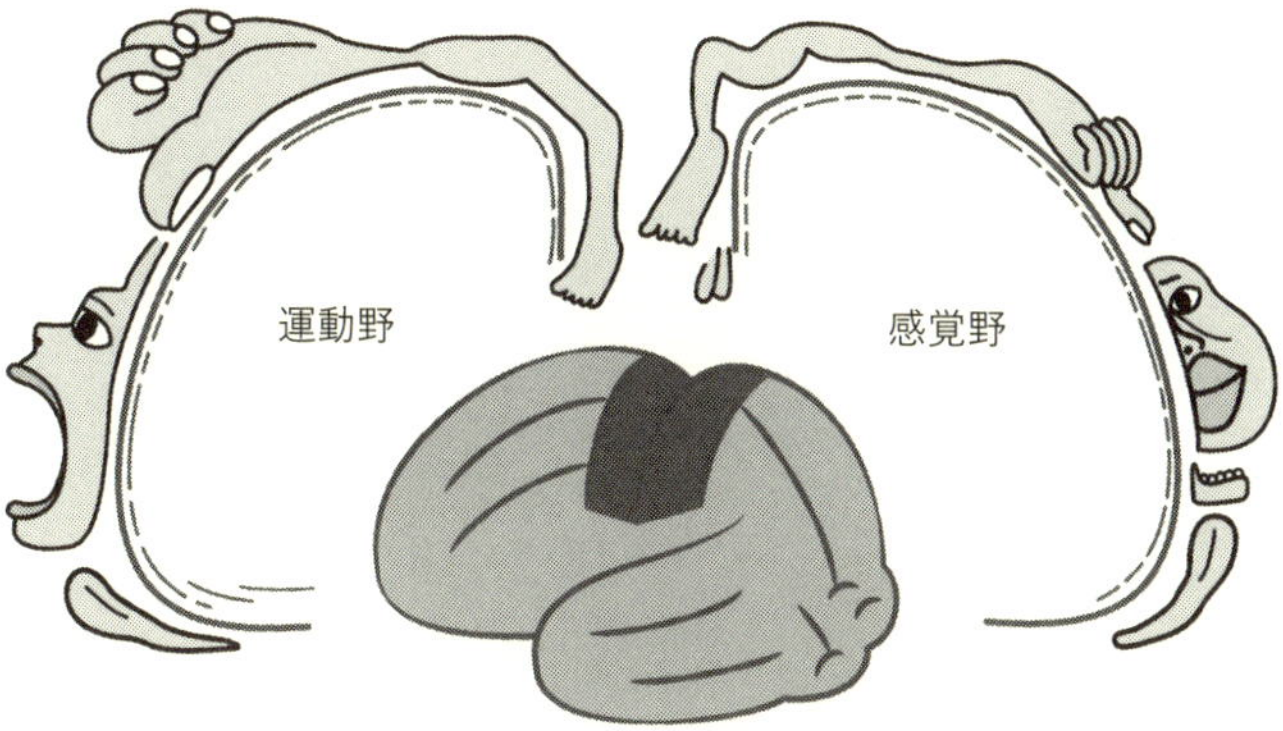

しかしその後の研究で、運動野の一つのニューロンだけではなく、複数の運動野のニューロンが、同じ運動を引き起こすことがわかり、運動野のニューロンと筋肉の動きとの関係も、1対1の関係ではなく、より複雑な対応関係となっていることがわかった。最近では「筋シナジー」という考えが主流となっている。「シナジー」とは、自動性を前提とする定性的な複数の筋収縮パターンのことである。ふだんの文脈的な運動の機能は、前頭前野、補足運動野、運動前野などの高位機構におけるストラテジー（運動戦略）に関係し

ているが、運動野の神経細胞は中位機構として、それらの文脈的な運動を構成する、いわば要素的な筋収縮パターンに関係し、それが「筋シナジー」に対応しているのではないかと考えられている。

運動前野の機能

運動前野は頭頂連合野から視覚情報を、側頭連合野から聴覚情報を受け取っている。運動前野は背側運動前野と腹側運動前野とに分けられる。背側運動前野と腹側運動前野とでは、頭頂葉の異なる領域から入力されており、背側運動前野は頭頂連合野の前方にある上頭頂小葉から、腹側運動前野は頭頂連合野の後部領域の頭頂間溝後壁から強い入力が認められる。運動前野は主に視覚情報や聴覚情報に誘導される運動に関与しているとされる。

背側運動前野と連合形成

視覚などの感覚情報と動作、行為とに新たな対応関係をつくることを「連合」という[(3)]。感覚と遂行すべき行動は任意（自由意志で決める）の関係にあり、行動条件と行動の組み合わせを学習して従うということになる[(4)]。連合形成によって成立した、感覚情報と動作、行為の組み合わせは、われわれの日常生活でルールや規則として頻繁にみられる現象である。たとえば赤信号を見たら車を止める、青信号では車を前進させるという行動は社会的なルールに則っている。食堂で食べ終わったら食器を下膳するとか、人とすれ違ったら頭を下げてあいさつするとか、空いたイスがあれば座るとか、ボタンがあれば押す、着信音で電話に出るなどたくさんある。背側運動前野はこの感覚情報と動作、行為の連合が行われる場所である。

また実際に視覚情報を確認しながら、つまり見ながらではなく、「抽象的な行動ルール」に従った行動調節にも背側運動前野は関与している。たとえば友人からの電話で、部屋の玄関の右側においてある書類を持ってきてくださいと依頼された場合（その時点では書類は見えていないので具体的な視覚情報というより抽象的な情報となる）、その部屋の玄関に入って右側にある書類を見つけて（視覚情報）それを手に取るというというような行為の遂行にも関係していると考えられる。

何らかの感覚情報に対して行動選択を行う行動課題において、背側運動前野には可能性のある複数の運動プログラムが並列に準備されていて、そこから一つの運動プログラムに特定されるとそれの準備状態となるとのことである[4]。

腹側運動前野と視覚誘導による道具の操作、アフォーダンス

動作選択の多くは、動作対象となる物体を見た時、直ちに開始される場合が多い。そのような時、眼前の物体を視覚情報としてとらえ、それを把握し保持するためには、どのように手を使い、どんな動作を行うことがよいのかという情報に結びつけ、そしてその動作を選択することになる。この一連の過程、すなわち動作の視覚性誘導において、運動前野は中心的な役割をする[3]。

腹側運動前野は頭頂葉から空間に関する情報を受け、感覚情報に基づく運動のガイダンス（誘導）にかかわる[4]。自分の操作しようとしている対象の座標（外部座標）に合わせた運動（視覚誘導性の運動）にかかわり、道具などの対象物を目で見ながらそれを手で操作するというような、道具の操作課題で活動する。そしてこの際、この領域と密接な関係にある頭頂連合野には、その道具の形状を反映する情報が表現されている[4]。また実際に手を動かさず、道具を操作するイメージを思い浮かべるだけでも、頭頂連合野が活動する。また道具を見た時（道具が視覚的に提示された時）、見たという認識が無意識の状態でも頭頂連合野は活動するという。これは連続フラッシュ抑制という手法で、道具が見えているはずの状態（視覚には入っている状態）であっても、それが短時間見えていない状態にすることができ（視覚的に無意識化できる）、この際にも頭頂連合野は活動していることからわかる[5]。このことから、道具を見ると（無意識であっても）頭頂連合野が活動し、そこと密接な関係の運動前野腹側部も活動している可能性があると思われる。またある道具には、その道具を操作する行動を誘発する特性（アフォーダンス）があるといえるが、必ずしも道具ではなくても、外界の事物が視覚的に入力され、それに何らかの操作を加える行為が誘発されれば、それにはアフォーダンスがあるといえる。私たちの周囲には、アフォーダンスを提供するものが多数あり、これらが競合しているものと考えられている（アフォーダンスの競合）(4)。アフォーダンスとは、外界の物体などにおいて、それに対して何らかの行為を誘発するような、形態的な特徴をもっている状態のことを意味する。

ミラーニューロン

また人（検査者）がお菓子を手でつかんで食べている際に、それを見ているサルの運動前野腹側部が活動しているということの発見から、このニューロンはミラーニューロンと名付けられた。サルは手を動かしていないのに、人の手の動きを見ているだけで、自分が手を動かした時に活動する領域が活動しているということで、自分の動きをあたかも鏡（ミラー）で見ているような状態という意味で、ミラーニューロンという。これは自分の動作時にも他者の動作観察時にも同様に活動するということで、他者の動作の理解、模倣、共感などに関係しているといわれる。もちろん動作観察時において、他者のどのような動きに対しても活動するわけではなく、たとえば最初の発見時のように、他者が行っている行為に対して、自分もお菓子をつまんで食べたいなという欲求があると考えられる場合など、人の場合でいえば自分がお菓子をつかんでいる動きのイメージ（?）に伴って活動しているのではないかと思っている。

補足運動野と自発的動作の開始

補足運動野は自発的な動作の開始にかかわると考えられている[4]。これは記憶誘導性の動き（記憶から引き起こされる動き）の開始ということである。補足運動野損傷の急性期に自発的な動作や発語ができないことがあるという。

道具の強迫的使用

　また意図しない動作が勝手に発現するという症状が報告されていて、この中で道具の強迫的使用という状態がある。これには右手が眼前に置かれた物（道具）を意思に反して強制的に使用してしまい、左手が意志を反映してこの運動を押さえるというものである。左の補足運動野と脳梁膝部の病巣で生じるという。患者の前に櫛《くし》を置いた場合、右手は意志に逆らってこれを持ち髪をといてしまう。道具を使用しないでいるためには、左手が櫛を取り上げるか、左手が右手を押さえなければならない。開始された右手の行為は左手による抑制が成功するまで続く。患者はこのような異常行動に対し、「右手が勝手に動いてしまう」と右手の非所属感や運動の不随意性を訴えることがある。これは運動の抑制機構の障害により、学習された行為レベルの運動パターンが（抑制から）解放されたものと考えることができる。左半球に蓄えられている道具使用に関する高次の運動記憶が賦活され、この運動記憶の触発を抑制する機構が機能しないために実際に道具を使用してしまうのであろうといわれる。この運動行為は普通の状態では（脳梁前半部経由の）右半球からと左半球前頭葉内側面（左右の補足運動野のこと）から二重の抑制を受けていて、道具の強迫的使用はこれらを損傷する病変により両方から脱抑制（抑制から解放）された結果起きるものと考えられる[6]。

行動意図との関係

道具の強迫的使用という現象は、行動意図との関係で興味深い。一般に行為、行動には目的（期待される結果を得ること）を達成するという意図があると考えられる。しかしこの道具の強迫的使用においては、「右手が勝手に動いてしまう」という、意図していない行為が発現する。これはもともとこのような行為は記憶として内在されているもので、ふだんはこの行為が行われないように抑制されていて、必要な時だけ行為が発現される、行為が行われるということを意味する。つまりこの行為はある感覚刺激によっていつでも誘発されるというポテンシャルを有していると思われる。これは感覚と行為が直結していて、何らかの原因で抑制がはずれれば（意図しなくても）、感覚があれば行為は行われるということではないだろうか。つまり「感覚が得られるとすぐに動きが開始される」ということである。先ほどのように、動作選択の多くは動作対象となる物体を見た時、直ちに開始される場合が多いということが、このことから理解される。この場合は櫛だが、それ以外の道具でも同様の使用運動が起きると考えられる（感覚と行為が結びついている状態は連合といわれ、連合自体は運動前野の機能である）。このように、たとえ任意の連合による結びつきであっても、条件によっては意図とは無関係に、感覚刺激に誘発されて行為が発現するということがわかる。

またサルの運動前野のあるニューロンは、サルの右顔面周辺の触覚刺激と右方向からの視覚刺激に反応するとともに、「頸をその刺激から遠ざかるように回転しつつ上肢をその方向に突き出す」という運動反応時にも活性化する。このように感覚入力にも運動出力にも活性化するマルチモーダル（多機能的）なニューロンが存在するという。これは危険から身を守るときの原始的な行為の意図を反映しているということを意味する。このニューロンの存在は明らかに感覚が運動に直結していることを意味する。ちなみに運動前野にはこうした意図的な、ある種の感覚刺激に対する「行為のプログラム」が複数表象されているという[1]。

補足運動野のほかの機能として、複数動作の順序制御にかかわると考えられている。連続運動課題の遂行、連続動作の最中など。一般にある行為が系列的な動作の組み合わせになっているものは多い。着衣動作はまずパンツをはいて、シャツを着て、靴下をはいて、ズボンをはいてなどの系列的な動作が連続して行われるものであり、自動車の運転の開始は、ドアを開け、乗り込んで、エンジンを回し、ハンドルを握ってレバーをドライブに入れ、アクセルを踏んでなどの系列的動作であり、ほかにも料理の作り方の手順や歯磨きのしかたの手順なども系列動作であっていろいろとある。目的の達成のために、これらの系列動作を順次進めていく必要があり、この動作を順番に行っていくことの記憶に補足運動野が関係しているといわれる。

前補足運動野

前補足運動野は比較的ルーチンとなった動作課題から、随意的に動作を切り替えるときに活動が高まる。何度も行ってすでにルーチン化している動作を止め、別の動作に変更するように指示された場合、すなわち、情報の更新のような状況に直面すると活動が高まる。ふだんの習慣的な動作を何気なく行ってしまい、「そうだ、今日はちがう道を通るはずだった」と意識的な動作に切り替えるという場合である。このような自動過程と制御過程を切り替える役割は、大脳基底核もかかわっているといわれる(4)。

また行為を遂行する機能もあると考えられる。先ほどのように補足運動野はある行為の連続した系列動作の遂行に直接関与するが、前補足運動野はある行為から次の行為への移行をうながすような、つまり行為の種類を問わず（系列動作のように特定の順番でということではなく）、活動がとぎれないように、何らかの行為を次々と遂行させていくような機能があると考えている。

動作、行為が遂行されるためには、脳のさまざまな部位が機能する必要があると考えられている。頭頂連合野での外部世界の空間形成、補足運動野や運動前野での運動プログラムの形成はもちろん重要で、より複雑で社会的な行為をつくりだすには前頭前野（思考中枢）の知的機能が必要である。

ベルンシュタイン問題

ここで、ドイツの数学者フェリックス・ベルンシュタイン（1878〜1956）の定理について触れておこうと思う。目の前のテーブルに置いてあるコップを取ろうとして手を伸ばすとき、手先がとりうる軌道は無数にあり（図4）、さらにその軌道を実現する関節角度の組み合わせも無数にあり、その関節角度を実現する筋の組み合わせも無数にある。神経系はこの冗長多自由度の中から、適切に軌道、関節角度、筋の組み合わせを選び、運動を実現している[(7)]。このように無数にある軌道

［図4］

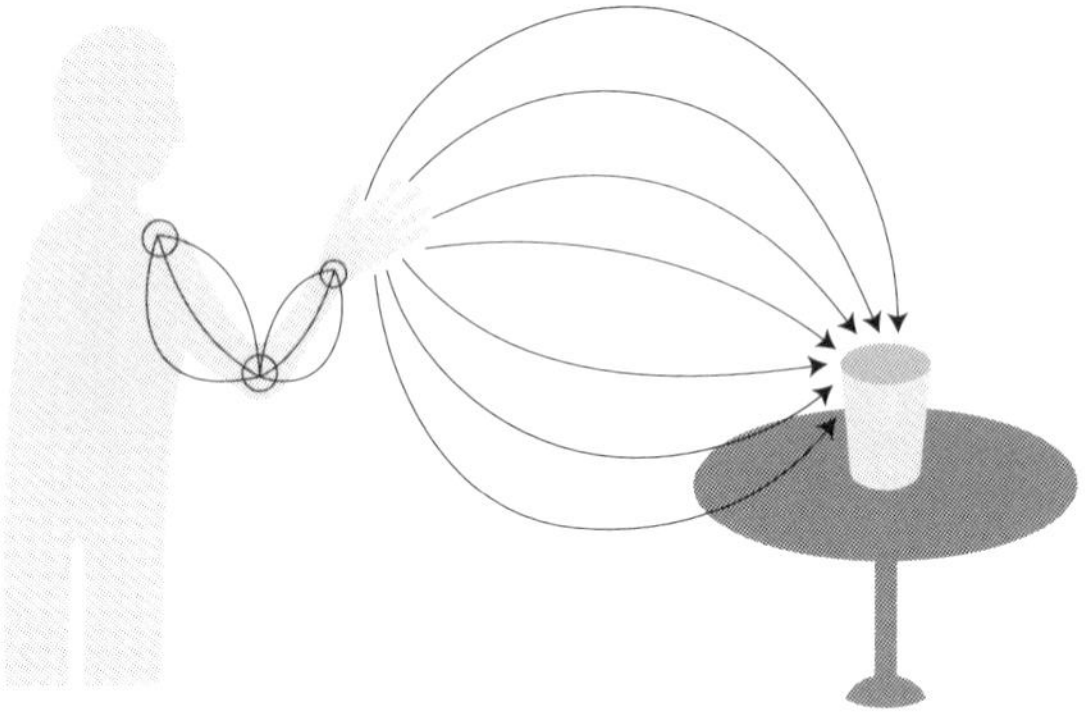

のうち、どのようにして一つの軌道を決めているのかという問いは「ベルンシュタイン問題」といって、その真の理由はいまだに分かっていないが、このことに対する一つの考え方として、「筋シナジー」仮説がある。「筋シナジー」は、さきほどもふれたが、一次運動野の神経細胞が、「筋シナジー」といわれる、ある筋収縮パターンの組み合わせを起動しているのではないかということに関係している。これはつまり多くの自由度を有する身体運動を制御するために、中枢神経は、個々の筋に筋単位

で別々に指令を送るのではなく、複数の筋肉から構成される筋群に対して指令を送っているのではないかという仮説で、身体運動は筋単位で制御されているのではなく、複数の筋シナジーを組み合わせて実現されているということである[8]。つまり起動させる「筋シナジー」を適切に決定し、組み合わせることなどによって、必要な運動軌道を実行しているのである。

ただここで、たとえば（リーチング行為なども含め）、以前に行ったことのある動作、行為と同じ動作、行為を実行する場合でも（あたりまえかもしれないが）、前回とまったく同じように動くことは、経験的にも難しいように思う。まったく同じように動くという意味は、厳密には動員される一つ一つの筋線維の局在と数、そしてそれぞれの筋線維に対する神経の発火活動とを、毎回１００パーセントまったく同じ状態で活動させるということである（筋線維の動員と神経の発火頻度自体を意識的にコントロールすることはできないといわれる）。このことは、たとえばフィギュアスケートや体操の定式運動など、熟練したアスリートであっても、環境などの影響もあるかもしれないが、行うべき動きを失敗したりすることがあるのを見ても理解できる。

ある物体に手を伸ばすリーチング行為で、無数にある手の軌道のうち、どのようにして一つの軌道を選択しているのかという問いに関して、人はだいたい同じような軌道を描く傾向があるといわれる。これによると、対象物までの手の動きはほぼ直線的となり、動き始めはゆっくりとした動きで、途中は速い動きとなり、対象に手が到達する終わりの部分はまたゆっくりとした動きとなるという速度変化（横軸に時間、縦軸に速さのグラフで左右対称の山型）となるという。この動きの軌道が、最も動きやすいということでよく選択されるということなのか、だとしても動きやすいというのはどのようなことを意味するのかは難しい。はじめは速い弾道運動（フィードフォワードによる動きといわれる）で、対象に近づくとゆっくりとした修正運動（フィードバックによる動きを加味する）ということなのかもしれない。

またこのような動きが、どのような計算理論で実行されるのかということが議論されている。リーチング行為であれば、手の長さ、関節の角度、対象物の方向、距離などを使った難解な計算式がある。動きに参加する関節の数が一つ増えると動きの自由度が増し、さらなる難しい計算が必要となる。もちろんこの場合の対象は静止している物体を考えていて、もし動いている対象物をつかむような場合は、さらに難解な計算式となるだろう。

内部モデル

脳が複雑な計算を一瞬のうちに解いて行動を起こしていると考えるよりも、動きのもととなる何らかの動きの記憶（これを内部モデルという）をすでに持っていて、この「内部モデル」を使って新たな動きがつくられていくという考え方が主流となっている。これによって、すみやかに動作、行為をつくりだすことができる。

「内部モデル」という言葉の意味は、一つだけではなく、いくつかの意味でつかわれることがあるので注意が必要である。これには大きく二つの意味が考えられる。

一つは、学習によって外部世界の仕組みを取り込んで、外部世界を脳の内部に表象し（内部表象）、脳内で模倣、脳内シミュレーションをしたり、予測を行う機構という意味での、外部世界に対する脳の「内部」という意味での「内部モデル」という使い方である。もう一つは、さまざまなそして瞬時に行われる複雑な動きを、どのように脳は制御し実行しているのかという問いに対し、計算論的な立場ではなく、脳が「内部モデル」という、動作、行為のもととなる何らかの「原型」のようなものを、学習と記憶によって形成していて、それを使って、瞬時の複雑な動作、行為を実行しているのではないかという、運動行動そのものの成立に関した原型という意味合いでの「内部モデル」である。「内部モデル」には「順モデル」と「逆モデル」があるという表現をする場合は、運動を制御するという意味での「内部モデル」ということと考えられる。

内部モデルには、順モデルと逆モデルとがある。これは、「動作や行為」とその「結果」との関係性から考える、概念的なものともいえる。順モデルとは、こうすればこうなるという、「動き」からその「結果」を考えるものである。逆モデルとは、ある「結果」を得るには、「このように動けばいい」という、結果から動きを逆算して考えるものである。文脈的には、ある状況において、このように動くとこういう結果が得られるというのが順モデルで、ある結果を引き出すためには、このように動けばいいというように、予測される結果から、そのために必要な動きを導き出すという考え方が逆モデルである。

内部モデルはどのようにしてつくられるのか。内部モデルのうち、「順モデル」は、はじめ幼少の頃からの動きに対する経験と、経験を通しての学習に伴う記憶の蓄積によってつくられると考えられる[9]。ちなみに幼少児は手足を動かしたり、ずっと体が動いている印象がある。成長の過程において、さまざまな動きが行われていくことは確かなのだろう。ただ両手をふらふらと上下左右に揺らすような動作のように、客観的にはあまり意味がないように思われる動きなども含め、たくさんの動きが営まれていく過程で、徐々に意味のある動きが構築されていくということになるのではないか。

ピアジェは乳児期に「随意運動の認知スキーマ（運動についての知識の基本概念）」が形成されるとしている[1]。この運動スキーマや認知スキーマは「経験によって記憶された随意運動の運動プログラム」にほかならない。乳幼児の動きが開始される最も初期の段階で、自分の体の動きに対する認識、さらに外部世界との関係における自分の動きの認識が形成されていくということである。まず基本的なところで、自分の手や足を、こうしたらこう動くんだという、自分自身の手足、体の動きそのものに対する理解、認識と、さらにそれらを動かそうとする自分自身の意図との関係性の理解である。この過程で「こうすればこう動く、こうすればこうなる」という理解、認識がなされていくことになり、これは「順モデル」の形成ということになる。

つまりまず自分の体の動き自体に対する「順モデル」が形成されていく（自分がこう動かそうとすれば、こう動く、つまり自分自身の体を動かそうとする意図と、それによって引き起こされる自分自身の体の動きがどのようなものかということの関係性が理解されていくわけである）。そしてたとえば近くにあるものに手を伸ばせばそれに届く、触れる、そしてそれを手でつかんで顔のそばに持ってくることができる、口の中に入れることができるというように、物に対して自分ができる動き、働き掛けをいろいろと行っているうちに、外界の事物にこうすればこうなる、こう働き掛ければこういう結果となるという、自己と外部世界との関係における「順モデル」が形成、蓄積されていく。自分ができる動きを学習していく、つまり自分の体の動きと、外部世界の物体、環境などに対する自分の動きによる働き掛けとの関係性が、まったくわからない状態から、さまざまな経験によって、自分ができる自身の動きに関しての内容（順モデル）を、自分なりに理解、学習していくのである。そして次には、「こうなるためにはどうしたらいいのか、こうするためにはこう動けばいいのだ」という考え、つまり「逆モデル」としての考え方が認識され、これもさまざまな動きの経験を通して学習、蓄積される。このようにして自分の中に構築されていく動きの記憶が、「内部モデル」としての、初期の段階からの発達の過程で形成される。

具体的には、たとえば積み木を積み上げる際、バランスを取りながら積むと高く積める（順モデル）ことがわかり、逆に高く積むにはバランスを取りながら積めばいいんだ（逆モデル）のような内容である。こう考えると、一般に動作、行為というのは、順モデル的な考えと、逆モデル的な考えとを組み合わせてつくりだされているともいえる。たとえば駅で知り合いの人とすれ違って、「あ！」と思って振り返り、その人に追いつくためには走って行けば間に合う（逆モデル）、と思ったとしても、もしここで走って行ったら、これだけ混雑している中で皆から「何だ！」と迷惑がられる（順モデル）ように思ったので、追いかけるのをやめた、というような状況である。つまり結果をだすためには逆モデル的な発想で行為を選択するが、実際その行為をやった場合に考えられる状況（知り合いに追いつくという期待される結果以外の状況、これは順モデル的に予測される）を考慮し、その行為を実行するかどうかを判断する、ということになる。

ちなみにここで意味があるように思われる何らかの動き、たとえばリーチング動作を考えてみると、その動きを最初に行った瞬間、つまりその動きが初めて行われた状況というのが必ず存在するはずと思われるが、この際、何らかの動きが何回も繰り返されていくうちに、徐々にその動きに近づいていって、最終的にその動きに到達するということなのか、あるいはある時突然に（偶然に？）その動きが行われるということなのか、これに関しては個人差もあると思われ、いろいろな状況が考えられる。

行為の模倣

動きを学習していく際、ある種の動きが成立していく過程で大切なこととは、模倣つまり他者の行為のまねをするということなのだと思われる。模倣というのは周囲の人の動きを見て、同じように行動するということである。動物は種によってそれぞれ特異的な動きがあると考えられているが、これはつまり、ある種に属する個体は、周囲の個体と同じような動きをするようになるということで、これはその動物種の動きが、ある部分で周囲の個体の動きを模倣することによってつくられていることの一つの根拠となっているであろう。ある目的を達成するために必要な動作を、自分だけでまったくゼロからつくりあげることには、たいへんな労力が必要な場合もあるが、すでにその動作、行為を行っている他者の動きのまねをすることによって、簡単に必要な動作、行為を習得できると考えられるわけである。

Ⅱ

脳と運動の相互作用

行動選択と意思決定

私たちの行動は、行動選択と意思決定の連続であるといわれる。行為、行動には何らかの目的、意図があるといわれ、その都度なぜその行動を選択するように意思決定がなされるのかという、何らかの意味、理由があるはずである。たとえば旅行に行こうとすれば、何日も前から行動の計画を念入りに立てて実行する場合もあるだろう。これは旅行に行くという行動を選択するという意思決定がなされて計画されるというものである。

しかし何日も前からのような時間的な余裕がなく、ごく短時間に発現したような、反射的と思われるような行動であっても、そこでは行動選択と意思決定がなされている。たとえば急に人とすれ違った時、一瞬その人に目を向けるのか（顔を見るのか、視線を合わせるか）という、瞬間的な、いかにも反射的と思われるような行動においても、行動選択と意思決定が意識的に（あるいは無意識的に）なされている[10]。

ちなみにこの場合の意思決定にかけられる時間というのは、近づいてくるその人を周辺視野で認識してからすれ違うまでの、早ければだいたい数百ミリ秒から数秒程度であろうと考えられる。このとき目を向けるか向けないかの行動選択と意思決定に至る過程の心理はいろいろだろう、たとえば相手の人が自分の知人かどうかを見る（これは相手を中心視野か少なくとも有効視野でとらえないとわからない）、などである。

動きの記憶と脳部位

動き、運動行動と記憶との関係はどうなっているのか。心理学での記憶の分類は図5のようになっている。宣言的記憶とは、言語で表現される記憶である。非宣言的記憶とは、言語では表現できない、または表現しづらい記憶である。この中で動きに関する項目としては、「手続き記憶」、「スキル（技能）」と「習慣」の部分である。また「手続き記憶」は非宣言的記憶であり、簡単に言うと「方法」「やり方」

［図５］

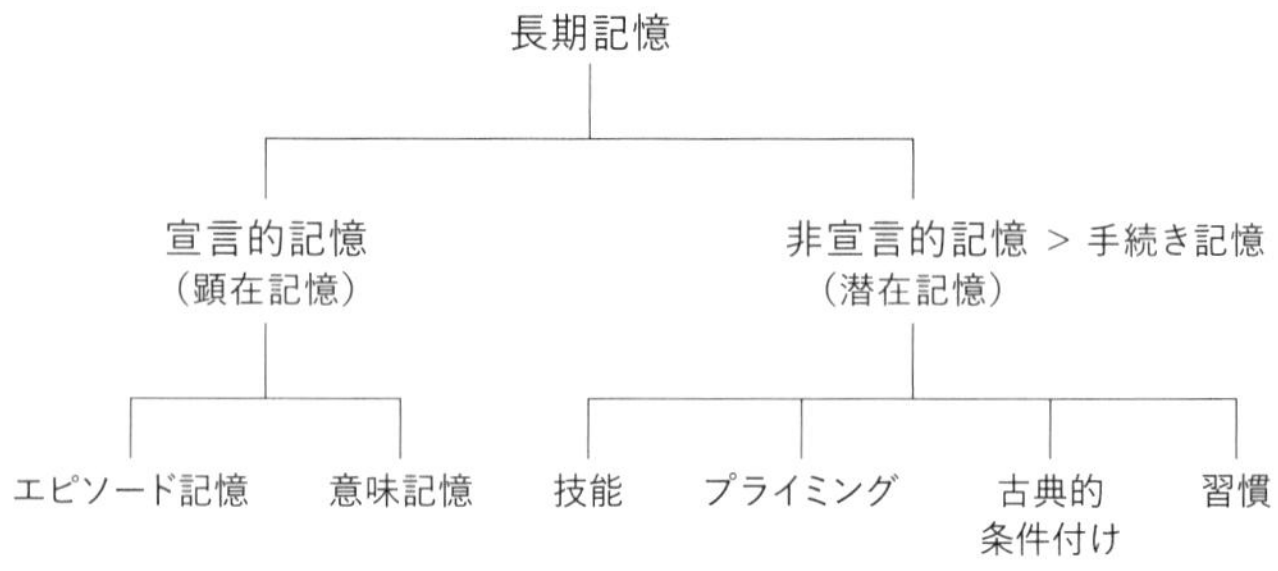

の記憶ということで、運動に関してだけではなく、認知機能に関しても使われる。スキル（技能）、習慣、運動の記憶などは手続き記憶である。スキル（技能）には、運動技能、知覚技能（感覚に対する鋭敏化）、認知技能（問題解決における処理能力の向上）があり、動きに関係しているのはもちろん運動技能である。運動に関するスキル（運動技能）とは、ある動きを何回も試行錯誤しながら繰り返し行い学習することによって、次第に顕在的な記憶から潜在的な記憶に移行し、最終的に自動化といって、意識しなくてもその動きができるようになるという過程を経てつくられる手続き記憶のことである。

　運動行動に関してのスキル（運動技能）には、

柔軟性 flexibility、スピード speed、平衡性 balance、協応性 coordination などの項目が挙げられている。

次にここでの「習慣」という意味は、たとえば歯磨きなど日常的な行為において、その行為を行うための系列的な手順を何回も繰り返し行うことによって、その手順をより正確に、間違いなく、時間的にも速く行えるようになる過程でつくられる動きの記憶のことである。

ちなみに運動行動の学習に関して、認知段階、連合段階、自動化段階という三つの段階があることがわかっている。認知段階は、これから学習する運動行動、運動課題について、どのような動きを行えばいいのかなど言語的に理解する段階で、過去に経験した運動行動を参考にする場合もあり、試行錯誤的に動きを習得していく過程のことである。連合段階は練習を重ねることで、安定した運動行動を遂行できるようになる段階である。自動化段階は自身の運動行動に注意を向ける必要がなくなり、自動的な動きとなる段階で、戦略や周囲に注意を向けることができ、どのような場面でも安定したパフォーマンスが発揮できるようになるというものである。

この中で、自動化段階に入った状態での動きの記憶というのが、手続き記憶における スキル（運動技能）に相当すると考えられる。運動行動の段階的な学習の理論は、もともとはスポーツなどに関して考案されたものかもしれないが、スポーツ以外の一般的な行為、日常生活動作などにおいても、繰り返されて自動化するという点においては同様である。

一般に「手続き記憶」として代表的なものは、自転車や自動車の乗り方、楽器の演奏、パソコンのキーボードを打つなどの行為がある。自転車の乗り方と自動車の運転のしかたとでは何か全然違うようなもののようにも思われるが、どちらも手続き記憶といわれる。自転車を動かす行為は全身運動であり、ハンドル操作や体重移動などで倒れないようにバランスをとりながら、ペダルを踏んで前進させ、使う筋力も大きいが、一度習得すれば乗り方自体には注意を向けなくてもよくなるということで手続き記憶における自動化ということになる。車の運転はハンドル、アクセル、ブレーキ操作などにおいて、全身運動というより手足の動きが主体で、使うべき筋力の総量というのは自転車に比べると少ないように思われるが、ハンドル、アクセル、ブレーキなどの操作（道具の使用ともとれる）自体に関しては一度習得すれば自動的となると考えられ、これも手続き記憶における自動化ということになる。手続き記憶に関係した脳部位は、大脳基底核、小脳といわれている。

ちなみに何回も繰り返されて自動化した動きに関しては手続き記憶ということになるが、一回だけ行われた動きとか、習慣化までには至っていないが何回か行われている動き、つまり手続き記憶といわれるまでには至っていないような動きの記憶というのは、この図5の分類にはない。このような一般的な動きと記憶との関係はどのように考えたらいいのか。何らかの動きが行われれば、それはまず何らかの記憶（短期的な記憶）となるのではないかと考えられ、それが繰り返されれば長期記憶となるという原則はあると思う。またある動きを一度行えば、次からはその動きがしやすくなるというのが記憶の機能となり、これにはプライミングのような機能が関係しているようにも思われる。動きの基礎となる幼少時から構築される内部モデルも、動きが繰り返される過程で学習、記憶されてきたものと考えられる。

動きの記憶に関して、自分の動き、つまり自分が何かをやったということは、自分にとっての経験、エピソードであり、この記憶はエピソード記憶と思われる。もちろんこの際、その場の状況などもエピソードとして一緒に記憶されるだろう。エピソード記憶が保存される脳領域は、海馬が関係した側頭葉となる。ただ自分の行動を客観的に認識すること（エピソード記憶）と、自分が実際に手足を動かして行った内的な感覚というか、自分の主観的な動きそのものに対する記憶というのは、違うもののような気がする。

自分自身の動きのとらえ方に関して、「運動イメージ」で考えると、運動イメージには、筋感覚イメージと視覚的イメージとがあるといわれ、筋感覚イメージとは、自分が動いている、自分の筋肉を動かしているという、動きそのものの内的な感覚のイメージのことであり、視覚的イメージとは、自分の動きをあたかもモニターで見ているような客観的なイメージのことである。エピソード記憶はどちらかというと視覚的イメージに近いように思われる。もちろん自分の動きをモニターや録画で見たとすれば、その記憶はそれを見たという客観的なエピソード記憶ということになるだろう。いつも自分の動きをモニターで見ていることはできないだろうが、動いている最中に、一部は見えている自分の手足や体幹の前面などから、全体的な自分の動きを想像し、イメージすることはできる。この認識は視覚的イメージに近いように思われるので、これは客観的でエピソード記憶ということになるのかもしれない。しかし筋感覚的イメージは、「今自分が動いている」という、内的で主観的な動きの感覚そのものであり、客観的なエピソード記憶とは全く違うように思われる。この筋感覚イメージのような内的な動きそのものの記憶がエピソード記憶とは違うと考えた場合、これが脳のどこの領域に保存されるのかはよくわかっていないわけだが、その候補としては、補足運動野、運動前野、小脳、大脳基底核などがあげられる。

行動プラン、プログラム

運動行動、行為はどのようにつくられ、実行されているのだろうか。これに関しては不明な点も多いが、一般に運動行動、行為が行われる前には、運動のプラン、プログラムの作成がなされるといわれている。運動プランというのは簡単に言うと、これから何をしようかというような、行動の計画のようなものをいう。朝起きたあと、これから何をするのか、行動計画をはっきり決めている場合もあるし、何となく行動しているようなこともあるように思う。朝起きて顔を洗うとか、日常生活動作に関しては行動プランというわけでもなく、ほとんど無意識的に行っているようにも思われる（習慣は手続き記憶で自動化されている）。

行動プランがつくられる理由として、行動、行為には基本的に達成すべき目的があり、その目的を達成するために、行動発現前にあらかじめ行動プランやプログラムを作っておく必要があるということだろう。達成すべき目的に関しては、とくに体を動かさずじっとしていて、思考過程だけで目的が達成できるのであれば、べつに動く必要はないわけだが、だいたいは体を動かさなければ目的は達成できないわけで、体を動かすという身体活動、つまり筋肉活動が必要となるわけである。したがって抽象的な行動プランは、身体活動のための具体的な行動プラン、行動プログラム、つまり最終的に個々の筋肉活動に変換していく必要があるわけである。前頭前野での抽象的な行動プランを、具体的な行動プランに変換し、さらに具体的な個々の筋肉活動に変換していくためには、前補足運動野、補足運動野、運動前野、運動野の活動が必要である。また補足運動野は記憶とも関連していて、これから行うべき動きに関して、過去の記憶から必要な動きを想起し、その選択された運動記憶から現在の運動シークエンスを生成するのであろうといわれている[(1)]。どの筋肉をどのような順番で動かすのか、すべてを意識的に決められるものではない。つまり前頭前野においてはじめに抽象的な行動プランをつくれば、実際の運動行動を行う際には、運動関連領野によって、無意識的に（自動的にともいえる）筋肉活動に変換されるというイメージである。もちろん動きの実行の際には、その直前の感覚の入手が必要で、これは無意識で知覚される場合も意識される場合もある。

一般にスポーツなどの運動において、ひとつの課題遂行の開始から終了までの運動の変化を運動シークエンス（運動系列）という。ひとつの運動シークエンスには関節運動の空間的かつ時間的な変化の多様性がある。またそれを実現しているのは身体の数多くの筋肉の時系列的な筋収縮シークエンスである[(1)]。運動行動を起こす前に、体をどのように動かしたらいいか、個々の筋肉がどのように動くのかを、あらかじめ決めておけば、瞬間的にうまく動ける。この運動の目的に対応する全体的な構成が動きの具体的な運動プランである。運動プログラムは、運動の組み立てや順序にかかわる複数の運動シークエンスのまとまりで、複数のサブプログラムからなり、さらにサブプログラムは基本的な筋収縮パターンから構成される[1]。日常的な動きに関しても、系列的な動作が必要な場合も多く、それに必要な筋収縮シークエンスが存在するとも考えられる。

車の運転の運動プログラム

ここでたとえば買い物に行くという行動プランを考えてみる。これには、車を運転してスーパーマーケットまで買い物に行くという具体的な運動プラン、運動プログラムが必要である。車を運転するという運動プランを実行するためには、まず車に乗るためにドアを開け、車に乗り込んで、エンジンを動かし、ギアをドライブに入れるなどの運転開始のための運動プログラムが必要である。車を運転するには、アクセルのペダルを踏んで動かすわけだが、実際に道路にでて走行する際に、道路状況には想定内のことだけではなく、想定外のこともあるかもしれず、安全に走行するためには常に道路状況に対して注意が必要と考えられる。前の車との車間距離を保つためにスピードを調節したり、赤信号や歩行者などに対して止まったり、ハンドルを回す時もゆっくりと回すか、素早く回すか、両手で行うか片手で行うか、減速だけか、急ブレーキを踏むか、どの程度で加速するのかなど、状況に応じてさまざまに運転の仕方や走行状態を変えなければならない。つまり運転にはハンドルを回したり、アクセル、ブレーキを踏んだりする複数の運動プログラムが必要であって、安全に走行するために状況に応じて行動選択と意思決定という過程が連続的に必要で、これも運動のサブプログラムの形成に関与していると考えられる。

運動イメージ

実際に運動を行わなくても、自分が運動していることをイメージすると（運動イメージの想起）、補足運動野や運動前野が活動するといわれる。ここで一般に、「イメージ」の厳密な定義は難しいが、たとえば過去に見たものの視覚イメージとは何かといった場合、長期記憶から過去に見たそのものが想起されたもの、見たものとそれから連想される何か（これもまたイメージということかもしれない）を合わせたようなもの、見たものが抽象化されたようなもの、などいろいろと考えられる。結局はその人がイメージしてくださいと言われて、最初にパッと浮かんだものということになるのだろう。先述したように運動イメージには、大きく分けて筋感覚的イメージと、視覚的イメージとがある。筋感覚的イメージとは、自分が実際に動いているような、まさに自分の体を動かしているという、いわば主観的な動きそのもののイメージのことをいう。視覚的イメージとは、自分が動いている状態を、客観的にモニターで見ているようなイメージのことである。

運動イメージが大切な理由のひとつは、運動学習においてである。新しい動き、複雑な動きをマスターする場合、実際に体を動かして覚えていく方法はあるが、それ以外に動きをイメージすることで、実際に体を動かさなくても、その動きを学習する効果があるということである。

運動イメージの想起は随意運動の発現前に生じる脳活動であり、行為を生み出すための脳内シミュレーションである。つまり何かをやろうとした場合、パッとその動きのイメージが頭に浮かぶといった、よく経験するようなことである。運動イメージの想起時に、補足運動野と運動前野が活動する。これによって補足運動野と運動前野は運動プログラムを担当し、運動野に運動の指令を送ると考えられるようになった。補足運動野と運動前野における運動プログラムの再編成が、新しい動作や行為の創発には不可欠であると考えられている。つまり行動の目的に応じて、これから行うべき動きが、過去の行動の記憶をもとにして、パッとひらめくということである。運動イメージは特定の行為の表象であり、ワーキングメモリーのなかで（つまり今の状況を意識に持ちながら)、行為が内的に予行演習される状態、心的な行為の脳内シミュレーションと考えられている。人間はそのような脳内シミュレーションを、日常生活で経験する多くの状況下で、無意識的あるいは意識的に遂行している。フランスの神経生理学者のマーク・ジャンヌロー[1]は運動イメージを「行為を実際に実行せずに脳内でシミュレートする非常にダイナミックな心的状態」と定義している[1]。

スキーマ理論

動きに関した運動プログラムの作成とその記憶ということを考えた場合、新しい動きの一つ一つに対して、その都度運動プログラムを作成し、それを記憶していくとなると、その数は無数になってしまうと考えられ、現実的ではない。そこで運動行動に関した運動プログラムの理解に、スキーマの概念が取り入れられた。この考え方によって、運動行動においての汎用性のある運動プログラムに関する枠組みがつくられる。つまり運動行動に関し、全体の基本的な枠組みは同じで、個々の内容を変えることによって、さまざまな状況に対応した運動プログラムがつくられ、これにかかる労力を減らすことができる。これが運動プログラムにおけるスキーマ理論である。

スキーマ（図式という意味）とは、特定の概念を表象するための構造化された知識の集合と考えられている。認知機能におけるスキーマ理論とは、外界の事物を理解する場合、たとえばイスであれば、キャスターがついて動ける一人用のものもあれば、何人かが座れる長イスもあり、また座面が柔らかくクッション性に富んだものもあれば、比較的かたいものもあり、デザインもいろいろで、さらに会議室にあるものは一人掛けのもの、待合室であれば長イスなどいろいろであり、それらが「イス」という一つにカテゴリーとして認識されていて、これが知識構造となって「イス」というものが理解されるというような考え方をいう。ちなみにこれらの知識は、意味記憶またはエピソード記憶として長期記憶化されたものである。

次に一般的に運動行動がなされる場合に、入手される情報として、A初期条件（運動行動を開始する直前の環境などについての情報）、B反応明細（一般運動プログラムをどのように実行するかを決定する力やスピードなどのパラメーターの情報）、C感覚経過（運動行動に伴って生起する感覚情報）、D反応結果（運動行動遂行の結果ならびにその結果とフィードバック情報との誤差）がある。運動技能学習にスキーマ概念を持ち込んだリチャード・A・シュミットの理論では、「再生スキーマ」と「再認スキーマ」とから構成される「運動反応スキーマ」を想定している。スキーマ理論における運動制御の流れは、まず目標となる運動行動の結果と初期条件が入力されると、再生スキーマによって反応明細が生み出され（これは「結果」から必要な「動き」が導かれる形なので、逆モデルの構造となっている）、それにもとづいて運動プログラムが筋肉に指令を発し運動行動が実行される。それと同時に再認スキーマは、誤差検出のための基準として働く期待される感覚経過として、目標としている運動行動を実行したらこのような動きの感覚がフィードバックとして得られるであろうという筋感覚的（体性感覚的）な予期、イメージと、視覚的あるいは聴覚的予期、イメージとを生み出し、運動行動の実行によって生じた感覚経過が、

［図6］

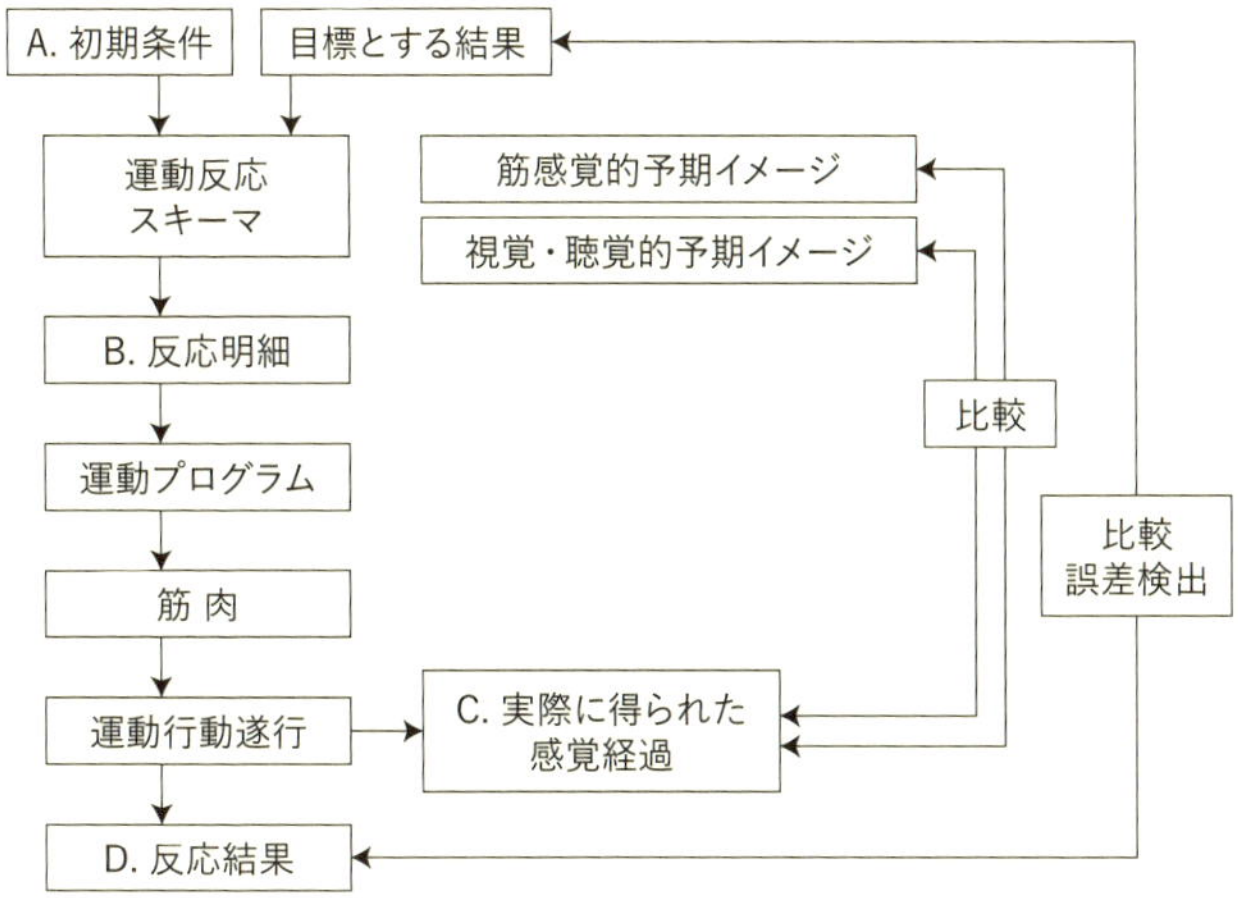

一つは自己受容感覚（体性感覚）として前者と比較され、一つは外部受容感覚（視覚と聴覚ということ）として後者と比較され、もう一つは最終的に得られた運動行動の結果として、はじめに入力された目標と比較され運動反応スキーマをより正確なものとするために使われる（目標とする結果と実際に得られた結果との誤差を最小限にしていく）。これらの過程を繰り返し行うことで、新しい運動反応スキーマが形成されるということになる[(1)]（図6）。

このＡＢＣＤを、さらにこまかく見ていくと、次のような情報になる。ａ．行動を起こす前の状況、つまりその運動行動を行う目的や意図が生じた状況、環境ということ。ｂ．運動行動を行うことによって予測され期待される結果。ｃ．行おうとする運動行動の運動指令、反応明細といわれる、つまりどのように動かすかということ。この過程によって、用意されている運動プログラムが筋肉に指令を発し、運動行動が実行される。ｄ．運動の実行そのもの。ｅ．運動行動が実行される際の直前の感覚、体性感覚、視覚、聴覚などによる、これは無意識に知覚される場合もある。ｆ．その運動行動の実行に伴って生じた手足の体性感覚、視覚、聴覚による感覚。これらは運動行動に伴って生じる感覚として常に予測されていて、実際に生じた感覚と比較照合される。もし予期された感覚と異なっていれば、その時点で運動行動の継続がうまくいかなくなるか、中止される（動きが止まる）。またこれらの感覚の知覚によって、実際に体がどう動いているか（実際の運動軌道）を知覚、認識できる。ｇ．運動行動によって実際に得られた結果。ｈ．運動行動の目的、意図（目標とした結果）と実際に得られた結果との誤差の評価、となる。

運動行動に伴う感覚とは、たとえばＡＴＭなどで暗証番号を押す際に、平面のタッチパネル式でなくボタン式の場合だと、ボタンを押した時の指の感覚というのは、記憶にもとづいて無意識に知覚されているが、ＡＴＭの機種の違いによってはボタンを押した時の感覚が、記憶にもとづいて予測されていた感覚と微妙に違うものもあり、いつもと違ったボタン押しの感覚が得られると、押した時に違和感が生じ、それ以上ボタンを押すことをためらい、やめてしまうということもあるだろう（押したときの感覚が以前押した時のものと同じなら意識されない、もし違った感覚であった場合、違和感として意識される）。

バレーボールでサーブを打つ時、ボールをこう持ってこう打とうという運動指令を発し、今までと同じような体の動きで、同じように力を加えてボールを手で打ち、今までと同じような手の感覚が得られたとしても、ボールが同じ軌道を描いて飛んでいくとは限らない。会場の温度、湿度、空調の風向きなどで、ボールの軌道は（微妙に）変化する。体の動きとボールに与える力が今までと同じ、つまり運動指令と得られた感覚が同じであったとしても、得られた結果は変わる可能性があるということで、この場合、期待された結果と実際の結果との差異、つまり誤差が生じることになる。

体操選手が競技に入る前に、手指の感覚や、鉄棒などの器具と手の接触の際の感覚を何回も確認するという話を聞いたことがある。会場の湿度や、滑り止めの粉の量やつけ方などによって、得られる手の感覚が違ってくる可能性がある。実際の競技に入る直前の、得られるはずの手の感覚が少しでも練習のときと違うと、今までと同じ動きができなくなる可能性がある。体操選手は今までの練習の時と同じ感覚を得るために、滑り止めの量を調節し、何度も手の感覚を確認しているのだろう。

動きにおけるフィードバック制御

動きにおけるフィードバック制御とは、まず動きが実行されてから、その動きに伴う感覚を知覚し、目標とする軌道とずれていれば、あとからその動きを修正しようとする機能のことだが、感覚の知覚には、はやくても50～150ミリ秒かかるため、軌道のずれの修正はそのぶん遅くなる。かりに50ミリ秒で知覚したとして、それを行動に反映させるためには、反応時間の測定（光などの視覚刺激が見えたら素早くボタンを押すなど）の時のように、最も速い反応性の動きであっても、１００ミリ秒以内では反応できず、反応時間はだいたい１５０〜２５０ミリ秒といわれるので、フィードバック制御においても、動きが修正されるまでには同様の時間はかかると思われ、目標とする正確な軌道への修正に利用するには、やや遅くなってしまう。それでは動きにおけるフィードフォワード制御というのはどうなっているのかを次に述べる。

小脳と内部モデル、フィードフォワード制御

小脳は、日常の文脈的な動きなどに恒常的に関与しているといわれる。小脳は運動に関与することがよく知られていて、小脳機能としては、動きをスムーズにしたり、目標物に手をまっすぐに正確に持っていったりと、メリハリのある行動をつく

りだすことに関係している。他の機能として、距離や時間に対する感覚の認識がある。目標物に手を伸ばしてそれをピタッとつかむことができるのは、小脳が手と目標物との距離を認識し機能するからと考えられる。小脳は動きに関与しているが、大脳皮質の運動関連領域と直接関連している領域は小脳全体の20~30パーセント程度といわれ、運動野以外で前頭前野、頭頂連合野、大脳基底核などと関連がある。

小脳は動きだけではなく、実は感覚にも密接に関係している。もともと感覚と動きというのは密接に関係していて、一般的にまず何らかの感覚があって、それに対する動きがあって、さらにその動きに伴う感覚があるという一つのパターンがある。動きと感覚というのは、常に同時的なものともいえる。動く時にはいつもそれに伴って得られる感覚を予期、予測している。ちなみに動きの認識というのは、感覚の知覚のことである。運動感覚というのは、動きに伴って起きる感覚、つまり筋紡錘や腱や関節からの深部感覚と視覚や聴覚でつくられるもので、基本的に感覚なのである。つまり動きの認識は「動いているという感覚」の認識のことである。

動きに重要な小脳のプルキンエ細胞への神経連絡には、顆粒細胞の軸索による平

［図7］

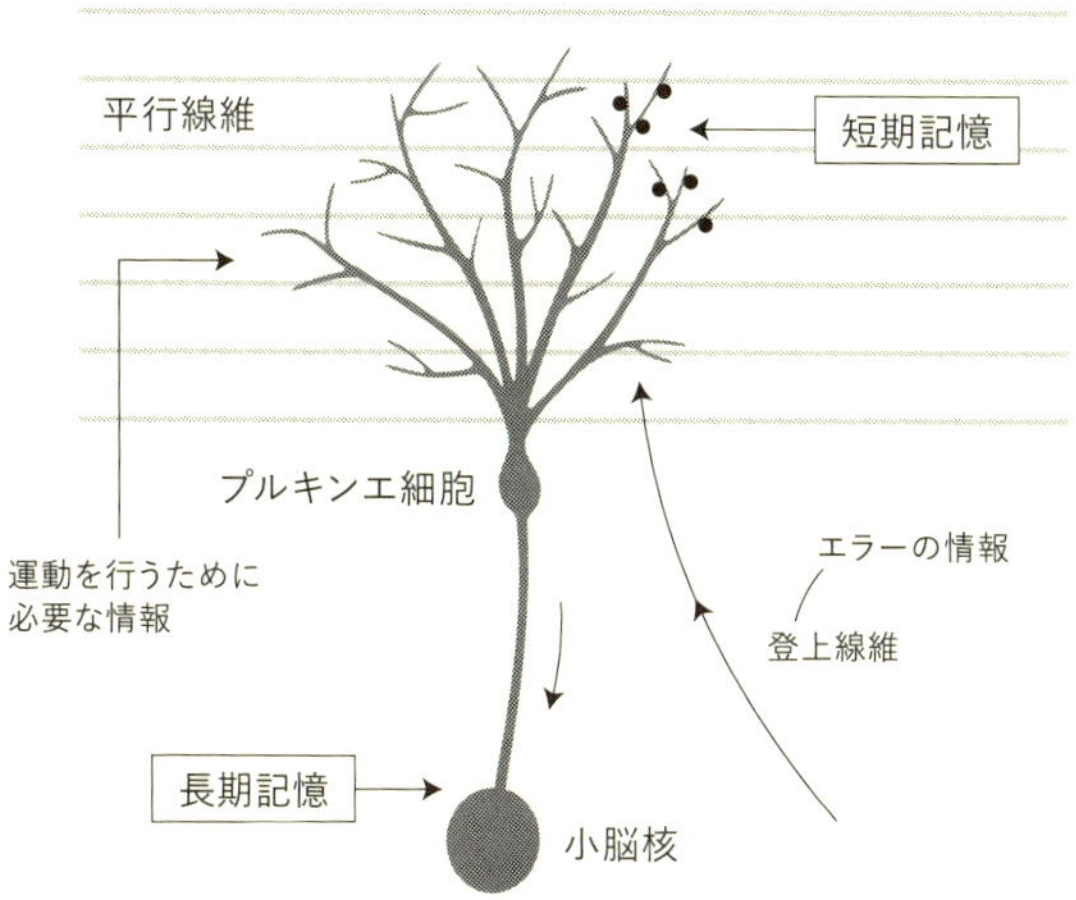

行線維からの入力と、登上線維からの入力がある。1個のプルキンエ細胞に対して、およそ20万本の平行線維がシナプスを形成しているが、登上線維からの入力は1本である。この多数の平行線維は、動きの直前（約20ミリ秒前）の情報に関係しているといわれる。次にプルキンエ細胞からの出力によって行動が起こされるわけだが、そのあとこの動きが状況にそぐわないものであれば、エラーの信号が登上線維からプルキンエ細胞に伝わり、平行線維とプルキン

エ細胞との間に長期抑圧という機構がはたらき、平行線維とプルキンエ細胞との間に動きに関する短期記憶ができる。この際に短期記憶は数時間で消えるが、何回も、何日も動きを繰り返すことによって、必要な動きが長期記憶化される。このとき動きの記憶は小脳核というところに移動し、長期増強によって長期記憶となるという（図7）。この長期記憶化した動きの記憶が、一般に手続き記憶といわれる動きの記憶のことである。

手続き記憶は動きに関してだけではなく知覚や認知的なことに関してもいわれる。手続き記憶は言語化しにくい非宣言的な記憶といわれる。たしかに動きというのは、言語化はしにくいかもしれない。ただもともと言語というものは、すべてを表現するには完璧とはいえないとも考えられている。身近な例では、料理などの味の表現というのは、甘いとかからいとか、さっぱりしておいしいとか、いくつかの表現に限られている。コクがあるとか、深みがあるとかいわれるが、それではコクとか深みとはさらにどのような感覚をいうのかということになると、これ以上の表現は難しい。桃も夏みかんも、味はどちらも甘酸っぱいと表現されるが、両者は全く違う味であり、甘みが強いとか、酸味が強いとか、さっぱりしているなどで表現されるかもしれないが、厳密に質的な味の違いの表現というのは言葉では難しい。結局は前に経験した味の記憶などから、自分なりに理解するしかないだろう。

ちなみに手続き記憶としてよく自動車の運転がいわれる。自動車のレバーをドライブにいれるとか、アクセルを踏むなどで、これらは車を動かすための一種の道具であり、意味記憶によって、レバーとかアクセルを操作するということになる。このこと自体は道具使用ということと同様だが、運転することにおいては、これらの使用における相互作用と全体的な統合が必要であり、これが運転の技術すなわち手続き記憶ということになるわけである。

小脳には内部モデルがあるといわれているが、そのことをあらわす次のような実験結果がある[11]。小脳に関しての実験で、周期的に現れる視覚刺激に同期して眼を動かすようにサルを訓練することに成功したということこの実験結果によると、小脳歯状核神経には、a. 特定方向の運動の前に活動するもの、b. 方向に関係なく運動の前に活動するもの、c. 運動の直後に活動するものがあることがわかったとのことである。ａのタイプは次に行う運動のタイミングとよく相関した活動を示し、運動の制御に直接かかわっているものと考えられ、ｂのタイプは運動そのものよりも周期的に現れる標的のタイミングに一致した活動を示し、標的自体の内部モデルを表象しているものと考えられ、ｃのタイプは標的と運動の時間ずれ（エラー）とよく相関した活動を示し、同期運動の時間誤差を検出することに関与すると考えられたとのことだった。この場合のｂの標的のタイミングに一致した活動の内部モデルというのは、外部世界を脳内に表象するという意味での内部モデルということとなる。ここでａの運動のタイミングと相関していて、運動の制御に直接かかわっている機能というのも、運動制御における内部モデルといえるのではないかと考えられる。

ａは確かに脳内部の表象ではあるが、もとになっているのは感覚の知覚の記憶である。このことからいえるのは、小脳にはさまざまな感覚の記憶が貯蔵されていて、現在生じている感覚の次に起きるはずの感覚もすでに経験によって記憶されているので、その起きるはずの感覚に合わせた動きを、前もってつくる、準備することができるということとなり、これがフィードフォワードという動きの制御ということになる。小脳は経験によって得られたさまざまな感覚に伴う知覚を組織化していて、それらの感覚の記憶から、次の感覚を予測し、それに見合った動きをつくりだすというフィードフォワードの機能によって、リアルタイムに、次の感覚に一致した（生じるはずの感覚に遅れない）素早い運動生成が可能となっている。このように感覚の知覚から次の動きを生成していく過程において、行動の経験によって学習された動きの記憶は内部モデルとして小脳にあり、予測された感覚に対する動きの生成において、この内部モデルがもとになって動きが発現されていると考えられる。これが小脳における動きの発現に関するフィードフォワード機構ということとなる。

リズムに合わせて踊ったりする時のように、リズムを感じているとき、脳内では周期的に繰り返されるパターンを再現した内部モデルがつくられていて、これは小脳において外界から入力される周期的なリズムの内部モデルが生成されているということになり、これによって、そのリズムに合わせて踊るなどの行動ができるということのようである。これも小脳における動きのフィードフォワード機能によると考えられる。

またマウスを動かしてカーソルで軌道を作成する実験において、マウスを直線的に動かすと、直線ではなくカーソルの軌道がずれていくという条件で、それぞれ異なった軌道をつくる2種類のマウスを動かすことによって、カーソルの動きを学習させてみる。動きの軌道の学習を行っている間は、小脳の短期記憶で活動する領域が活性化し、学習が進むにつれ、活性化の領域が小脳の歯状核（小脳核の一種）に限られていくようになるという。そして二つのマウスの動かし方の記憶は、それぞれ別々の歯状核の領域で活性化するという。これはマウスの動かし方の記憶がそれぞれ長期記憶となって歯状核に移動するということを意味し、このことはそれぞれのマウスの動かし方の記憶が長期記憶として歯状核のそれぞれの部位に記憶され、保存されることを意味することになるという。そしてこの動きの長期記憶というのが、動きの内部モデルということになるわけである。つまり二つの異なったカーソルの動き方をするマウスをそれぞれ動かす際の、動かし方の内部モデルというのが、小脳の歯状核の中の、それぞれの違った部位に保存されるということになるという。

さらにこれらのことから、小脳のフィードフォワード機能は、意味的な解釈としては、行動における逆モデルを解いているということになると考えられる。先ほどの実験での、視覚刺激に同期した眼の移動においても、マウスの動かし方においても、内部モデルの順逆モデルという点では、逆モデルを解くということになる。つまり眼の動きを視覚刺激に同期させるには、どのように眼を動かしたらいいのか、動かすタイミングと眼の方向を逆モデルで解いてタイミングを合わせるという意味合いとなり、また直線的に動かすと直線軌道を描かないマウスで直線を描くには、どのようにマウスを動かしたらいいのかということを、目標軌道からマウスの動かし方の軌道を逆モデルとして解いて、マウスを動かすということになるからである。したがって小脳に存在するといわれる内部モデルは、行動における逆モデルを解くという点で機能していると考えられる。

いままでの内容は実験結果によるものだが、日常生活においても小脳が機能していることが理解できる場面がたくさんある。たとえば、瓶を上に投げ上げて、落ちてくるところをうまくキャッチするためには、小脳がはたらいている。上に投げ上げられた瓶は重力にひっぱられてある時点から落ちてくるが、その落ちてくる軌道を小脳が予測できれば、タイミングよく手でキャッチすることができる。これも落ちてくる瓶をうまくキャッチするにはどうしたらいいかというその瞬間の認識において、逆モデルを解いているということになる。ものを空中に投げ上げてから落ちてくるときの物体の軌道と、それにかかる時間というのは、おそらくは小さいころからの知覚の経験と学習によって、小脳に記憶されていて、さらにおちてくる物体をキャッチする行為も、やはり同様に多くの経験による学習によって、小脳に長期記憶として記憶されていると考えられる。つまりこれらは小脳における内部モデルとしての記憶ということになっていて、小脳は瓶が落ちてくる状況から、いつ手をだしてキャッチしたらいいのかという行動のタイミングをはかっている、予測しているのではないだろうか。このタイミングは学習によって小脳に記憶されていると考えられる。またその瓶を手でつかんで把持するという、手の動きに関して、その全過程を、どれくらいの時間内に完結させるかという、瞬間的な動きであれば数百ミリ秒程度と思われるが、動き全体に必要な最小限の時間間隔というのも小脳が把握していて決めているのではないだろうか。その時の状況によって、思ったよりも素早く動作を完結させなければならない状況もあると思われ、その場合には素早い動作をつくりだすように機能し、小脳はその動きの時間幅の調節にも関与しているように思われる。またもちろん、小脳は手からその物体までの距離を認識し、その物体に手を伸ばして正確に手でつかむ行為にも関与している。このように、小脳は動きを前もって予測し、フィードフォワード機能によって、その状況において遅れのない動きをつくりだすことに寄与しているのだろう。

動きと意識との関係について

心理学において、随意運動による動きと意識との関係には、次のA、B、Cのタイプがあるといわれている。

A．何らかの動作、行為をやろうと意図しているが、実際の動き自体は意識されていない状態。この状態は日常において最もよくある状態と考えられている。たとえば食事をするとき、箸を持った手の動きなどはいちいち意識されていない。タイプを打つ時も手の動き自体は意識されていない。書字も同様で、ペンの動かし方がいちいち意識されているわけではない。つまり、ある行為の目的（課題、タスク）は意識されているが、そのための手足の動き自体が意識されているわけではない。随意運動は何らかの行動意図があって行われるもので、動きに対して意識されているように思われるかもしれないが、動きの自動化という状態があるので、随意運動であっても自動化された動きは無意識で行われている場合があるのは確かである。ただ意識されていない自動的な行為であっても、それを意識しようと思えば、しっかりと意識しながら行為を行うことができると考えられる。

B．動き自体が意識されている状態。たとえばはじめて行う動作、行為などで、動きを覚えるときなど、意識しないとできない場合がある。踊りの振り付けとか、フィギュアスケートの動きであるとかは、動きそのものを意識しないと覚えられない、うまく動けない。このように動きを覚えるためにある程度努力して学習しないとできないこともある。ちなみに踊りの振り付けは、動きを言語的に認識して覚えているといわれる。これは「構音抑制」といって、たとえば「ダ、ダ、ダ」と言いながら踊りを覚えてくださいといわれると、覚えにくくなるという現象からわかる。また指示された行為を行う場合も、動きを意識する必要がある。この際、言語的に指示された場合も、動きを見せられて同じように動くよう指示された場合（模倣動作）も動きを意識する必要があるだろう。また料理の作り方など系列的な動作を覚える、習得する場合も動きを意識する必要がある。

C．とくに目的や意図が意識されることなく行われる動き、無意識での動き。まったく意識されない状態で開始され終了し、そのような動きをしていたことを本人はまったく気づかないということもあるような動き。たとえば癖やしぐさといった動き、勉強しながらボールペンを指でくるくる回したり、何か考え事をしながら行ってしまう動き、また不安感など心理的に不安定になると、自然に手や体の一部を動かしてしまったり、うまくいかないことがあると手で頭をかいたり、不愉快な表情となったり（表情筋も随意筋である）、うそをついた時に視線をそらす行為など（かくそうとか心理的な影響のある動き、犯罪心理学などでいわれる動き）。また人とのコミュニケーションにおいて、ノンバーバルコミュニケーションというかたちで、たとえば話し合いで相手を説得しようとして思わず手を前方に振り出したり体を揺らしたりなどの行為も、会話に夢中であれば手や体幹の動きは意識されないだろう。また何回も行っていて、習慣化されている行為は自動化によって無意識的となる。

動きと意識におけるリベットの実験

動作や行為などにおいて、まず動きの意図の意識があって、そのあとに動作、行為などを行うことは、随意運動において当然のことなのは確かだが、今から動こうとか、これから動かそうと思ってから動くということとは同じことなのか、これに関係した、動きと意識との関係を調べたアメリカの生理学者ベンジャミン・リベットの実験がある[12]。

回転する時計の針を見ながら、ある時点（自由なタイミング）で手首を屈曲させる動作を行って、実際の手首の動きと、動かそうという行動意図の意識との時間的関係を調べた実験である。頭皮上の電極から電位を記録し、実際の動きとの関係が調べられた。これによると、前もってある程度動かすことを予定したり計画したりしていた場合、実際の動きよりも800～1000ミリ秒前（0・8～1秒前、1秒＝1000ミリ秒）から脳において活動の電位が起きることがわかった。また動きを予定したり計画したりするのではなく、（できるだけ）自然発生的に動かした場合、実際の動きの550ミリ秒前から脳の電位が起きることがわかった。また動かそうという行動意図は、実際の動きが行われる200ミリ秒前（0・2秒前。条件を修正すると150ミリ秒前〈0・15秒前〉）に意識されるという結果となった（図8）。リベットはこれらの実験結果について、動きを予定したり計画したりすることと、「今動こう」とすることとは、ちがうことなのだろうと述べている。そしてこの実験結果から、行動意図が意識されるよりも350～400ミリ秒前から、すでに脳は動かすための活動をはじめているということがわかった。つまり私たちが動こうという行動の意図を意識するよりも、350～400ミリ秒も前から脳は動かすための活動をしているということになり、これは驚くべき結果なのだ。これによって行動意図が意識されるよりもずっと早い段階で、脳は動かすための活動をしている、

［図８］リベットの実験と運動準備電位

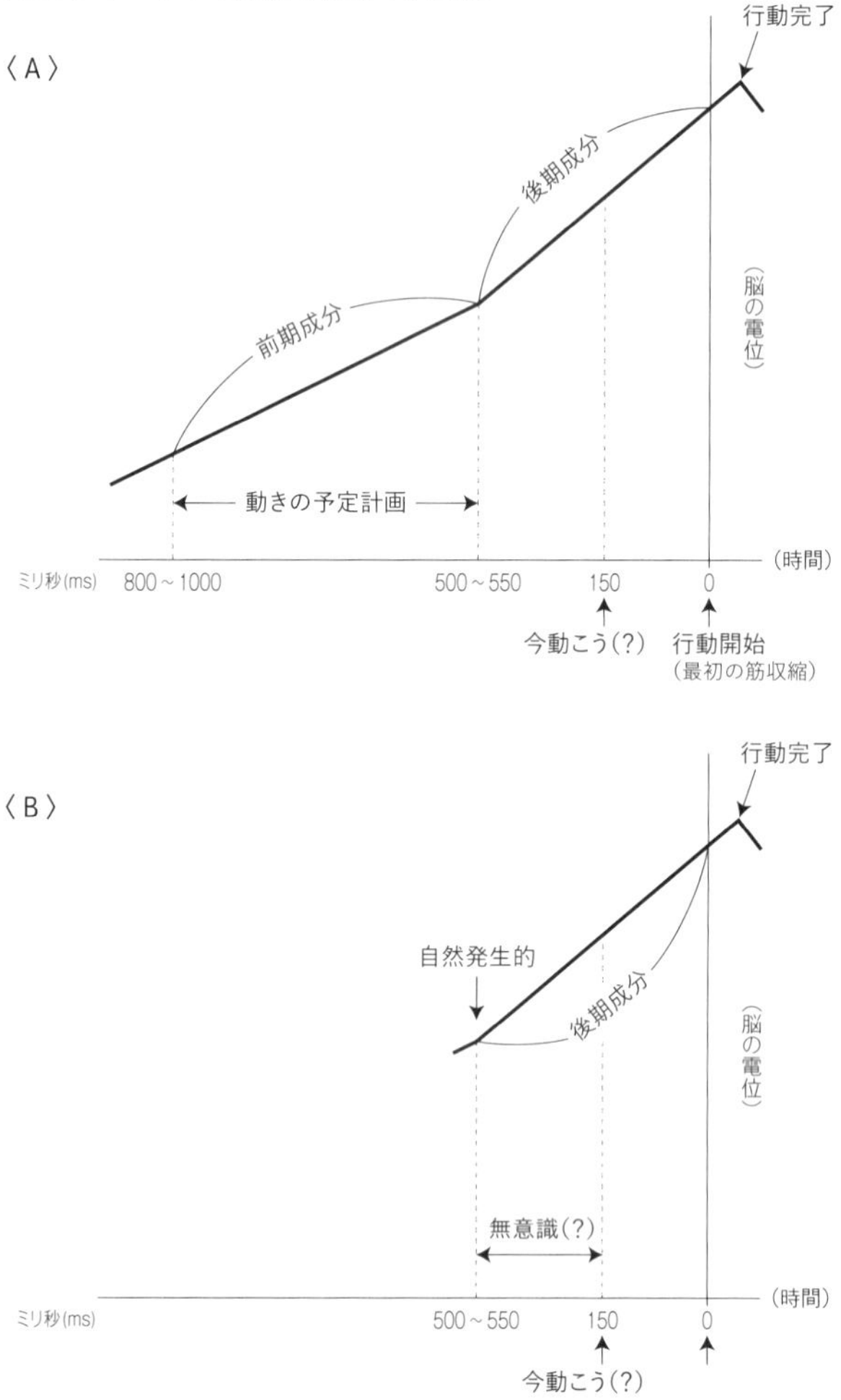

つまり私たちが動こうという行動の意図を意識する前に、いわば無意識の段階で、すでに脳は動きのための活動をしているという実験結果となったわけである。これにより、私たちが動こうと意図する前に、脳は動きのための活動をしているということになり、一体私たちに自由意志はあるのかという議論となった。

もちろん実際の動きの500～550ミリ秒前という、行動意図の意識よりずっと前（350～400ミリ秒前）から脳の活動があるという結果は衝撃的なことに間違いない。ただしこの実験結果の中で、解釈が難しい側面があると考えている。それは、「行動意図」が動きの200ミリ秒前（修正後150ミリ秒前）に発現されるというところである。

この実験では、はじめから、動かそうと意識した時間を報告するという条件となっている。つまり、動きが開始される前に、動かすための意図が意識されているのだということが前提となっている。この点に関して、ふだんの私たちの行動を振り返ってみると、何か行動をしようとする直前の150ミリ秒前に、「さあ今からこの動きを行おう」というように、行動意図をはっきりと意識してから行動を開始しているだろうかということである。今から何々をやろうという行動の意図といわれるものを、動きの150ミリ秒前に、その都度顕在的に、宣言的に（言語化して）意識しているだろうか。「今からやりましょう」という意図を、誰かに伝えようとするならともかく、自分自身の中で、いちいち今からこれをやろう、そしてそのあとこれをやろうというように、動きの150ミリ秒前に、宣言的に、顕在的に意識しているだろうか（顕在的というのは、宣言的にまたは言語的になどのように、はっきりとした意識として頭に浮かんでいるということを意味する）。たとえば自分がある行為をやろうかどうしようかと迷ったり、ためらったりしているときに、内言語として、「さあやるぞ」と自分に言いきかせることはあるが、ふだん絶え間なく次々と多くの行為を行っている中で、たとえば食事をしながら新聞を読んで、誰かと会話もし、手を動かしながら足も動かし、外では歩いて自転車を押しながらスマホを操作し、店で買ったドリンクを持って飲みながら、一緒に歩く友人と時々話もしながら、歩行に注意するため周囲を見渡すために頭を動かしたりというように、とにかくたくさんの動作や行為を、次々と行っていて、そのような状況で一つ一つの動作や行為に対して、「さあ今から自転車を押すぞ」とか、「飲み物を飲むぞ」とか、「スマホの画面にタッチするぞ」とか、その都度それぞれの行為の直前の150ミリ秒前に、「さあこれから何々をやろう」、などといった行動意図をいちいち意識してから活動しているだろうか。ただこの際、直前の150ミリ秒よりもっと前の、800〜1000ミリ秒前からの補足運動野での電位に関しては、リベットが言うように、行動の予定や計画という意味で意識にのぼっていると考えて問題ないと思われる。

もちろん今考えているのは随意運動であって、行為の意図があって動くということは確かだが、リベットの実験で要求される、行為の直前の150ミリ秒前の意図の意識というのは、ふだんはむしろ潜在的で、これをいちいち顕在的に意識化するということになると、日常とは違う状況となると考えられる。つまりふだんは、「今から動こう」というような行為の意図を、いちいちすべての行為の直前（150ミリ秒前）に顕在的に意識しているとは思えない。つまりこのリベットの実験のように、被験者に、動かそうという行動意図を顕在的に意識してもらい（これは「今動こう」という、動きの直前の意図の意識ということである）、その意識された時間を、時計の針を見ながら確認してそれを記憶して、それを後で報告するという実験条件というのは、日常生活における行動パターンとは全く違う状況となると考えられるわけである。つまりこの実験というのは、被験者に対して、（ふだんは動きの直前の行動意図の顕在的な意識化というのはされていないけれども、そこを何としても）行動意図を顕在的に意識してもらって、その意識した時間を報告してくださいという課題となるわけである。このように指示されると、被験者としては、誰もがまずそう考えると思うが、「行動意図の意識というのは、実際の動きよりも時間的に前でないとおかしい、動きより前でないと矛盾する」という考えが起きても不思議ではないわけで、その認識というのはバイアスとなりうると考えられる。つまり被験者としては、まず動かそうという行動意図を意識してから、それから動くという順番にすることになるだろう。さらに、行動意図を意識してから動くまでに、ある程度以上の時間がたってしまうと、やはり不自然と感じられるように思われ、まず行動意図を意識して、そしてその直後に動くという行動を誘発する可能性がある。

つまりこの実験は、もしも行動意図を意識してくださいと言われたら、それはこの時間（動きの200ミリ秒前、修正して150ミリ秒前）になりますよという、与えられた課題に対する（バイアスのかかった）結果となったという解釈となる。もともとふだんは行動意図として、動きの直前に時計を見ながら「今だ！」などとは考えていないわけで、そのように潜在的なはずの意識を顕在化させて、その時間を決めるとこうなります、という実験結果となるということしか言えないのではないだろうか。もっといえば、この実験のように、行うべき行為が手首の屈曲だけというような、単一で単純な動きだけであれば、直前に「今動こう」という意識を持とうと思えば持てると思われるが、ふだんの多くの次々と連続した行動、活動の中で、すべての動作に「今動こう」という意識をもつことは、おそらく不可能のように思われる。つまり、この実験結果で報告された時間が、行動意図が認識される本当の正確な時間ですといえるか、解釈は難しいと思われ、こういう課題が与えられたらこういう結果になりますよという、心理的なバイアスからつくりだされたものではないかと考えられる。

運動準備電位

リベットの実験においての運動発現前の800〜1000ミリ秒前、550ミリ秒前からの脳の活動というのは、運動準備電位といわれるものと考えられる。運動準備電位は、頭皮上の電極を用いて電位変化を調べることで測定され[13]、実際の運動の開始前に現れる電位なので、運動の準備に関係していると思われる。これには前期成分と後期成分とがある（図8）。はじめの緩徐な小さな振幅は前期成分で、運動開始の約1・5〜2秒前から起こり（リベットの実験では運動開始の800〜1000ミリ秒前からの電位）、両側の補足運動野から発生する電位と考えられている。それに続く急峻《きゅうしゅん》な大きい振幅は後期成分で、運動開始の約0・5ミリ秒前から起こり（リベットの実験では運動開始の550ミリ秒前からの電位）、運動肢対側の一次運動野から発生する電位となっている。

リベットの実験と合わせて考えると、運動準備電位の前期成分である補足運動野の電位から発現する被験者に関しては（図8A）、補足運動野においての運動の予定や計画に関係した内容が意識されており、この活動が一次運動野に移行して後期成分となると考えられる。このように補足運動野で予定、計画された動きの情報が一次運動野に移行し行為が開始されるということになり、この場合は動きや行為が意識された状態のまま動きが開始されるということになると考えられ、動きの意識としてよくある一般的な経過のような気がする。ちなみに補足運動野を外部から刺激すると、ある特定の動作、行為をしたいという欲求が生じることが報告されている[(4)]。

しかしリベットの実験で問題なのは、約550ミリ秒前の、運動準備電位の後期成分から電位が発現する被験者が存在するという結果である（図8B）。この場合、動きと意識との関係の解釈が難しくなる。この行動開始の550ミリ秒前からの脳の電位は、行動を前もって予定したり計画したりせず、（ある時点で）できるだけ自然発生的に行動、行為を行った被験者で観察された電位ということである。リベットの実験結果においては、行動意図が意識されるのは運動開始の200ミリ秒前（修正され150ミリ秒前）で、その前は意識にのぼっていないと考えられるため、この運動準備電位の後期成分から発現する被験者においては、運動開始前の550ミリ秒前から150ミリ秒前の約400ミリ秒間（運動準備電位の後期成分の前から中頃、図8）は意識にのぼっていない、無意識の状態であると考えられるという結果となった。つまりこの間は、無意識の状態（動かすための意識がされていない状態）ですでに動くための脳活動がはじまっているということになり、私たちの自由意志というのは本当にあるのかという議論につながった。しかし、これまでのことから、この約400ミリ秒間が本当に無意識かということには疑問が生じる。「行動意図が150ミリ秒前」という考え自体が非日常的だからである（全くゼロの状態から150ミリ秒で行動が起きることは考えにくい）。たとえば、ある時点で手首を屈曲させてくださいという条件が一瞬意識されたりなどである。

ふだんの動きと行動意図の意識

ではふだんの生活において、行動意図の意識と動きとの関係はどうなっているのかを、もう一度推察してみると、随意運動に関しての行動意図は明らかにあるが、その都度、運動開始直前の150ミリ秒前に行動意図が意識されているとは考えにくいので、やはりリベットの実験での運動開始の800〜1000ミリ秒前（一般に1・5〜2秒前）の補足運動野の段階で行動意図が意識されていて、それによって動きが発現すると考えるのが最も妥当ではないかと思われる。たださまざまな行為を次々と実行しているということに関しては、補足運動野においてある行為の意図が意識され、それが一次運動野に移行し、行為が行われるが、このとき同時に、次の行為が補足運動野において意識され、一次運動野に送られ実行されるということが、次々と繰り返されているということではないかと考えられる。ちなみに前にふれたように、補足運動野は記憶からの自発的な動きに関係している。外部刺激による視覚誘導債の動き（何かを見てすぐ動くような動き）もこれらに加わるのだろう。

動きはいつ開始されるのか

先ほどのように、ふだんの動作、行為は、補足運動野での記憶誘導性の動きだけではなく、外部からの視覚的な刺激によって動作、行為が開始されることも多い（この際は運動前野が機能する）。この場合に動作、行為というのがいつ開始されているのかを考えてみる。

たとえば目の前にあるテーブルのコップの飲み物を手に取って飲む場合、もちろんまずそのコップを見るという感覚の知覚が先だが、いままでの内容のように、動きの直前に「さあ今から手を動かしてコップを手に取って飲み物を飲もう」とまず考えてからコップに手を伸ばすわけではなく、飲もうと思った時にはすでにコップに向かって手は動いているという印象である。つまりコップの飲み物を見たときに飲もうと意図すると、ほとんど同時にすでに手はコップのほうに移動している。（飲み物を見て）飲もうという意図の意識と手の動きの認識とは、いわばほとんど同時に意識される。もちろんコップを見てから飲もうと思い、少しの時間をおいてからコップを取れば、その順番は、はっきりと意識されるが、ふだんの何気ない行為においては、決して意図の意識が先で動きが後になるという、はっきりとした順番では認識されないように思う。

ちなみに動きの認識というのは、前にも述べたが、今手が動いているという認識は感覚の知覚であって、視覚的なそして関節や腱や筋紡錘からの深部感覚による体性感覚的な知覚である。手の動きの認識は感覚の知覚であるから、動きの感覚というのは、実際に手が動いてから認識されるものである。つまり動きというのは、動く前には認識されず、動いてから認識される。

ところで感覚の知覚には時間がかかり、はやくても体性感覚であれば約50ミリ秒から１５０ミリ秒前後、視覚であれば約１５０から２５０ミリ秒前後かかる。そして飲もうと思った時には、すでに（ほとんど同時に）手はコップに向かって動いていて、そのとき手が動いていることが認識されるが、飲もうと思った時にはすでに手は動いているという状態なので、ふだんの何気ない生活において、動きはじめの真の最初の瞬間というのは、ふつうはとらえられない。そしてコップを手で持つために動こうとしているというより、のどがかわいたから飲もうと思っただけで、すでにコップに手が伸びているということになる。この場合も動き自体が認識されるのではなく、飲もうという目的（動きの課題、タスク）が認識されると、それとほとんど同時に（自動的に）必要な動作、行為が発現されるということとなる。

動こうという行動意図が、動きの直前150ミリ秒前くらいに認識されてから動き出すということではなく、厳密にはまずコップの飲み物を見る、飲もうと意図する、コップを手に取る行動を開始するという順番にはなるが、動作、行為の意図を意識することとほとんど同時に、すでに必要な動きが開始されているということになると考えられる（図9）。もちろん意図的に行為の開始をいくらでも遅らせることはできる。まとめると、ある行動意図が何らかのかたちで認識されると、気づいた時にはすでに動きは開始されていて、今その目的によって動いているという動きに対する知覚がほとんど同時に意識される。このときの意識内容としては、思った通りの動きが正しく行われているということが確認できるということになるのだろう（行為のセルフモニタリング）。

つまり動く前に行動意図を意識するということよりも、すでに行動が開始されてから、実際に思った通りの行動が正しく行われているかということが認識され、さらに行動の結果が期待通りだったかが認識され、意識されるということのように思われる。これは行動意図を意識することより、実際の行動がうまくいっているかと、行動の結果がよかったかの確認の認識のほうが大切であり、行動意図自体がはっきりと顕在的に意識にのぼって確認されていることよりも、行動の遂行状態とその結果がはっきりと意識にのぼることのほうが重要で合理的ということではないかと思われる。

もちろん行動の意図というのは、どのような動きかという、動きそのものの内容のことではなく、期待される結果を得ることで、「目的」イコール「結果」ともいえる。「行動の」目的は「行動の」結果である。

道路への飛び出し

いつ行為が行われるかということに関して、自動車の運転と道路への飛び出しの状況を考えてみる。時速40〜50キロで走行中、見通しの悪い道路のわきから車の前に急に飛び出しがあった場合、誰が飛び出したのか、全体像をはっきり確認してからブレーキを踏んだのでは遅い。顔の確認には中心視野で170〜200ミリ秒くらいかかる。緊急の場合には、何かが飛び出した、という認識のもっとも初期の段階で急ブレーキが踏まれ、車が止まってから何者が飛び出したかがわかるという順番になると考えられる。しかし運転者は、「小さな男の子が飛び出したから急ブレーキを踏んで止まりました」と報告する。実際には「小さな男の子」とはっきりと認識される前に、ブレーキは踏まれている。この場合には、最も早い認識の段階でブレーキが踏まれているが、ブレーキを踏んでいる最中に（つまりブレーキを踏む行為を開始してから）、「止まろうとしてブレーキを踏んでいる」と認識することにな

［図9］

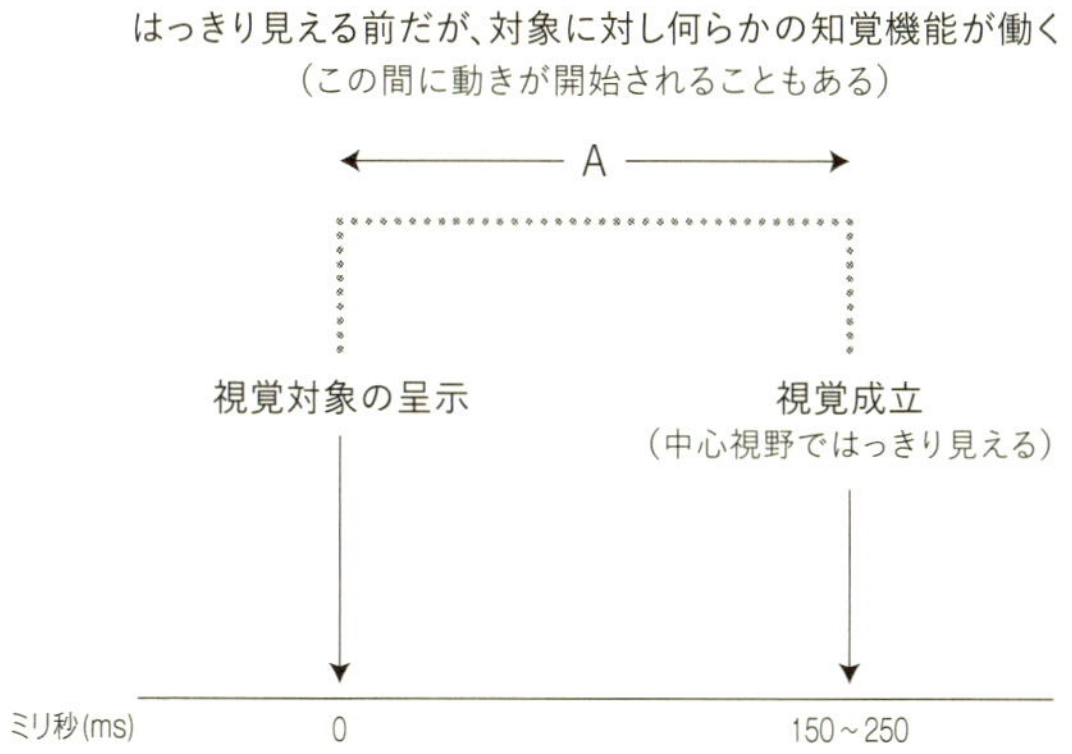

る。「あれ誰か飛び出したからブレーキを踏もう」としっかりと考えてからブレーキを踏むわけではない。中心視野の視覚の成立にかかる時間ということもあるが、行動と行動意図の意識を考えるとき、この場合は気づいた時にはすでにブレーキが踏まれているという印象になる。

これに関しては図9のAのように、はっきりと見える前に何らかの知覚が生じ（この場合は誰かが飛び出したことに対する何らかの知覚）、この段階ですでにブレーキが踏まれる（動作が行われる）ことになり、その直後に飛び出した人をはっきり認識する（明瞭に見える）という順番となる。ふだんの生活においても、瞬間的にではあるが、このような順番（視野に何かが入る→動作が開始される→はっきりと明瞭に見える）となることはあると考えられる。わかりやすいのは、スポーツなどにおいての知覚と動きとの関係である。

相撲競技での動きと意識

たとえば相撲の場合、相手の次々に繰り出してくる動作を、いちいちはっきりと見届けてから、それに対してその都度こちらの動きを開始していたのでは遅くなってしまい、負けてしまうであろう。相手の動きをしっかり見届けるよりも早く、動きに反応する形でこちらも動かないと、遅くなってしまう。むしろ相手の動きを予測し、こちらが先回りして動いていく必要がある。この場合、相手の動きが次々はっきり認識されているわけではない。勝った力士に、インタビューで今の試合の感想を聞くと、「ただ前に出ることだけを考えていました」など、細かく動作を見ていたというよりも、(勝とうとして自然に体が動いた)という意味のような発言である。これもはっきりと見える前に体が動いていることの一つの例である。

また相手の動きから、次の動きを予測して、先手を取って先にこちらが動くという場合、小脳に記憶されている動きの内部モデルが機能するということかもしれない。相手との過去の多くの対戦経験によって、動きの学習の記憶をもっていて、これが内部モデルとして小脳に蓄えられていると考えられるが、次に相手がどうでるかという動きを予測し、それに合わせて(先回りして)有利な位置に自分の手や体をもっていくという素早い動きは、小脳においての動きの内部モデルによってつくられる動作といえるかもしれない(小脳の動きのフィードフォワード制御)。

野球で時速140~150キロのボールを打つには、目の前にきたボールをしっかり見てからバットを振ったのでは、完全に振り遅れる。これもボールの軌道の予測も加味して、ボールが目の前ではっきり見える前に、ボールがきたときにはすでにバットを振っていなければならない。これも同様の例である。

大脳基底核

大脳基底核は動きと動きの記憶に関係しているが、その機能は不明な点も多い。動きの最初の指令は大脳皮質から発現し、大脳基底核を経由する。大脳基底核はその指令を、線条体における直接路（促通）または間接路（抑制）を経たあと、視床を介して大脳皮質に戻し、動きが実行される。行動している間、直接路と間接路はほとんど同時に機能しているということである。意識の観点からは、躊躇《ちゅうちょ》なく行動を遂行している間は直接路が優位に機能し、行動を続けるかどうか迷う場合は間接路が優位となるということである。しかし間接路が機能しても、行動が止まるというわけではない。大脳基底核は、認知機能にも関係しているといわれ、このことが動きにおける直接路と間接路の相互の機能とも関係しているのかもしれない。

ここからはまったくの仮説だが、進化的に考えると、動きは大脳皮質によってつくられるが、もともと大脳基底核は、大脳皮質の活動を抑制する方向ではたらいていたのではないかと思う。聴覚を除くすべての感覚は視床に入り、視床からの刺激で大脳皮質が活性化し、活発に動きをつくりだすというように、「感覚」から「動き」が形成されるという関係性があったのではないだろうか。もちろん活発に動いていくことは大切だが、必要に応じて動くことや、動きを適切に止めるということも重要と考えられ、もともとは、大脳基底核はそのような抑制の機能に関係していたのではないかと考えている。

進化的な動きの歴史

歴史的には約5億年ほど前のエディアカラ紀に、すでに動物が存在していたといわれる。代表的な動物として、キンベレラ（図10）は歯舌のような部位によっておそらく海底のバイオフィルムを摂取していたとのことである。ディッキンソニアは海底を這うように動いていたといわれ、また浸透圧によって何らかの物質を摂取していたのではないかといわれる。つまりこの時代にすでに動きという現象はあった

［図10］

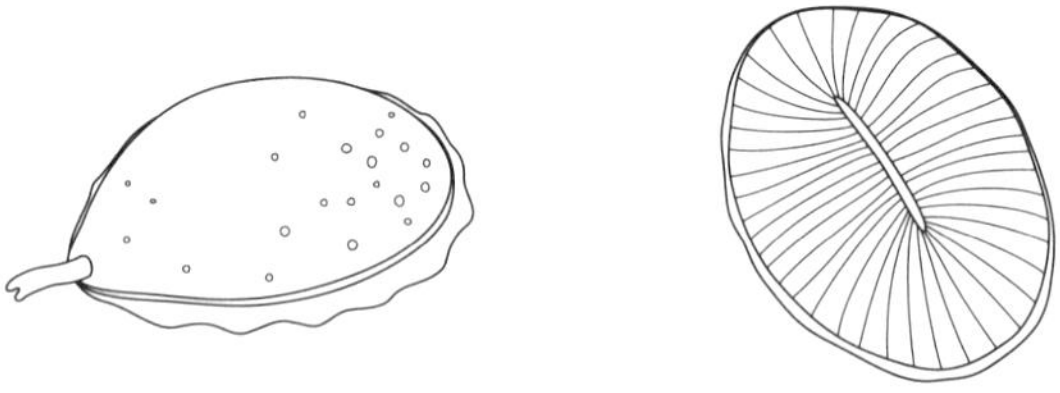

キンベレラ　　ディッキンソニア

ということになる。これは「動く」ことによって生存に有利な状況が生じたということかもしれない。栄養の獲得ということなのか。しかし現在のように、感覚や中枢の機能（認識の機能）は発達していなかったのではないだろうか。また相手を捕食するなどの弱肉強食のような関係もなかったといわれる。「動き」という現象が出現したもっとも初期と思われるこの時代においては、中枢機能が動きを制御するという概念とはちがう状態だったようにも思われる。そう考えると、動物の「動き」は、中枢の制御とは独立して出現したということのように考えられ、進化の過程で神経系や中枢機能が動きを制御するようになったということなのかもしれないと考えられる。

おわりに

私の高校時代に、物理の先生が「物理学を勉強するのとしないのとでは、物理学を勉強したあとのほうが、ラグビーの試合成績が格段によくなるよ。ボールの動きを物理的にとらえられ、ボールコントロールなどに生かせるから」というようなことを言っていました。この本を構想したはじめの頃、これを読んでいただくことで、スポーツの成績がよくなるような内容にできればいいなと考えました。

動きには意識的にコントロールできる部分と無意識的な影響による部分とがあります。直前の感覚が無意識的に動きに影響することを含め、無意識の部分がコントロールできないために、思い通りの動きができないことがあると考えられます。無意識の影響があることを理解し、日頃から無意識の部分をコントロールしていくように試みることによって、無意識的な影響を少しでも自分のコントロール下に置くことができるようになるのではないでしょうか。

この本は「動き」（主に運動行動）に関しておさえるべきと思われる事項を、生理的な側面などから、特に「意識」との関係もまじえ、自分なりにまとめたものです。「動きの脳活動は無意識にはじまる」という有名なリベットの実験結果に対しても新しい解釈を試みています。動きを専門とする先生方にもお読みいただける内容と考えています。スポーツなど運動の際にもご参考にしていただければありがたいと思います。

また、日頃お世話になっております自治医科大学病院消化器肝臓内科の先生方（栃木県下野市）、文章作成の機会を与えてくださいました三岳荘小松崎病院の小松崎聡理事長（茨城県筑西市）に心より感謝申し上げます。

参考文献

(1)『人間の運動学 ―ヒューマン・キネシオロジー―』
宮本省三（著）、八坂一彦（著）、平谷尚大（著）、田渕充勇（著）、園田義顕（著）
協同医書出版社　２０１６年

(2) CLINICAL NEUROSCIENCE Vol.41　２０２３年02月号
「骨格筋のすべて ―メカニズムからサルコペニアまで」
中外医学社

(3)「頭頂連合野と運動前野はなにをしているのか？ ―その機能的役割について―」
丹治 順
理学療法学／２０１３年40巻8号（p.641-648）

(4)『連合野ハンドブック 完全版：神経科学×神経心理学で理解する大脳機能局在』
河村満（編集）
医学書院　２０２１年

(5) CLINICAL NEUROSCIENCE Vol.32　２０１４年08月号
「意識・無意識」
中外医学社

(6)『行為と動作の障害』
一般社団法人日本高次脳機能障害学会 教育・研修委員会（編）
新興医学出版社　２０１９年

(7)「筋シナジーに基づく複合動作のパターン識別」
辻 敏夫、島 圭介、村上洋介
日本ロボット学会誌／２０１０年28巻5号（p.606-613）

(8)「筋シナジーによる運動構築の神経基盤」
大屋知徹
日本ロボット学会誌／２０１７年35巻7号（p.506-511）

(9)『人間発達学（Crosslink basic リハビリテーションテキスト）』
浅野大喜（編集）

メジカルビュー社　２０２１年
(10)
CLINICAL NEUROSCIENCE Vol.39　２０２１年08月号
「意思決定と行動選択の神経科学」
中外医学社
(11)
「霊長類の小脳深部核における運動同期を制御する神経信号」
岡田研一、竹谷竜二、田中正樹
ネイチャーコミュニケーションズ13／２０２２年
(12)
『マインド・タイム　脳と意識の時間』
ベンジャミン・リベット（著）
岩波書店　２００５年
(13)
『誘発電位測定マニュアル２０１９』
日本臨床神経生理学会（編集）
診断と治療社　２０１９年

〈著者紹介〉

西園 孝（にしぞの たかし）

昭和62年山形大学医学部卒業。消化器内科が専門。

日本消化器病学会専門医、日本消化器内視鏡学会専門医、日本内科学会認定医。

意識や認識に関係した領域に関心がある。著書に『「意識」と「認識の過程」』（幻冬舎メディアコンサルティング）。

動《うご》きと意識《いしき》

2025年3月24日　第1刷発行

著　者　　西園 孝
発行人　　久保田貴幸

発行元　　株式会社 幻冬舎メディアコンサルティング
〒151-0051　東京都渋谷区千駄ヶ谷4-9-7
電話　03-5411-6440（編集）

発売元　　株式会社 幻冬舎
〒151-0051　東京都渋谷区千駄ヶ谷4-9-7
電話　03-5411-6222（営業）

印刷・製本　中央精版印刷株式会社
装　丁　　弓田和則

検印廃止

Printed in Japan
ISBN 978-4-344-69207-7 C0047
幻冬舎メディアコンサルティングＨＰ
https://www.gentosha-mc.com/